食养食疗
精粹

孙晓生　编著

SPM
南方传媒

广东科技出版社
全国优秀出版社

· 广 州 ·

图书在版编目（CIP）数据

食养食疗精粹 / 孙晓生编著. —广州：广东科技出版
社，2024.9（2025.8重印）
ISBN 978-7-5359-8232-2

Ⅰ.①食… Ⅱ.①孙… Ⅲ.①食物疗法 Ⅳ.①R247.1

中国国家版本馆CIP数据核字（2024）第015518号

食养食疗精粹
Shiyang Shiliao Jingcui

出 版 人：严奉强
策划编辑：曾永琳
责任编辑：郭芷莹
装帧设计：友间文化
封面设计：彭　力
责任校对：李云柯　廖婷婷
责任印制：彭海波
出版发行：广东科技出版社
　　　　　（广州市环市东路水荫路11号　邮政编码：510075）
销售热线：020-37607413
https://www.gdstp.com.cn
E-mail：gdkjbw@nfcb.com.cn
经　　销：广东新华发行集团股份有限公司
印　　刷：广州一龙印刷有限公司
　　　　　（广州市增城区荔新九路43号）
规　　格：787 mm×1 092mm　1/16　印张20.5　字数410千
版　　次：2024年9月第1版
　　　　　2025年8月第3次印刷
定　　价：68.00元

孙晓生

二级教授，主任中医师，博士研究生（博士后）导师，享受国务院政府特殊津贴专家，广州中医药大学原副校长，第六批全国老中医药专家学术经验继承工作指导老师，广东省首批名中医师承导师，国家中医药管理局重点学科中

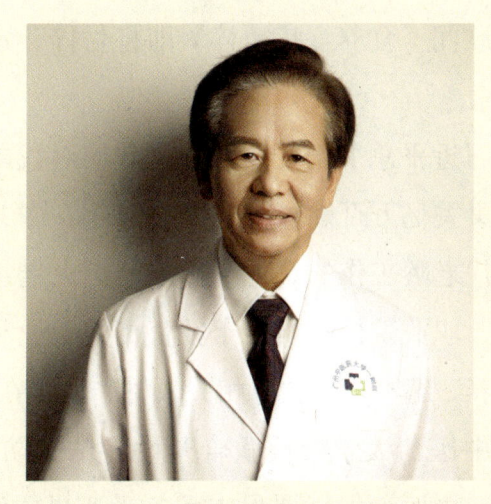

医养生学学术带头人，世界中医药学会联合会中医治未病专业委员会副会长。

孙晓生教授从医从教40多年，临床上师承全国著名中医药专家梁剑波教授，在慢性病防治方面积累了丰富经验。他擅治消化道（胃肠肝胆）疾病、代谢与内分泌疾病（高脂血症、高尿酸血症与痛风、糖尿病）、高血压、慢性肾脏病、围绝经期综合征等。

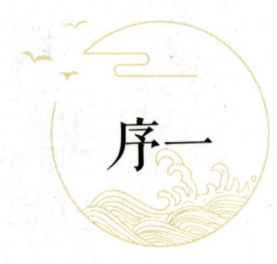

序一

欣闻《食养食疗精粹》即将付梓，这是广东老年健康教育的一项有益探索。

习近平总书记强调："有效应对我国人口老龄化，事关国家发展全局，事关亿万百姓福祉。"2021年，中共中央、国务院印发《关于加强新时代老龄工作的意见》提出"扩大老年教育资源供给。鼓励有条件的高校、职业院校开设老年教育相关专业和课程，加强学科专业建设与人才培养。编写老年教育相关教材。"早在2015年，广东省老干部大学与广州中医药大学校校联合开设中医药防治疾病课程，开全国之先河。其中，中医药保健课程体系备受业界关注。

"民以食为天"，饮食是百姓最为关注的问题。食养食疗是我国人民千百年来在生活实践中积累的维护健康、促进健康的智慧。如何发挥现代营养学和传统食养食疗的中西医结合优势，预防和控制慢性病的发生和发展，提高老龄人群的健康水平是亟待解决的课题，其专业性较强，教学难度大。孙晓生教授及其团队在10余年教学实践中，坚持问题导向、目标导向、需求导向，编写了系列教材并不断修订，力求所编写的教材适应老年健康教育的实际应用，《食养食疗精粹》是其中最受欢迎的教材之一。

广东是中医药发展的排头兵，老百姓"信中医、用中药、喝凉茶、煲靓汤、做药膳、泡药酒"。广东具有良好的群众基础，也为中医养生保健提供了实践检验的范本。《食疗养生保健（品味本草）》课程被评为全国老年大学百门精品课程，本书作为其教材将会产生更好的引领作用。本书以中医养生学为指导，以现代营养学为依据，按照现代教学规范，筛选中医优势领域，凸显岭南医学特色，既可作为老年大学健康教育教材，也可作为中医药爱好者的参考书籍。该书的出版必将推动老年健康教育迈上一个新的台阶，故为之序。

国医大师

中国中医科学院学部委员

李佃贵

2024年6月

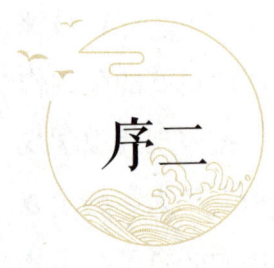

序二

习近平总书记指出："中医药学凝聚着深邃的哲学智慧和中华民族几千年的健康养生理念及其实践经验，是中国古代科学的瑰宝，也是打开中华文明宝库的钥匙。"中医药学是我国优秀传统文化的重要组成部分，几千年来为维护中华民族人民的健康发挥了极其重要的作用，更为世界医学的发展和人类的健康提供了独特而伟大的中国智慧。中医自古以来就有"药食同源"的说法，食养食疗是古老而又实用的养生保健、防病治病方法，深受广大群众的欢迎。

20世纪80年代，广东省老干部活动中心成立初期就设立了中医药学习小组。由此，中医药学教学在广东老年教育这片沃土中扎根、发芽和成长。2015年，为顺应老年人日益增长的精神文化生活新需求、新期待，广东省老干部大学与广州中医药大学联合开设了中医药防治疾病系列课程，创新校际合作办学新模式，从课程建设、师资委派、教材编写、教学科研各方面整合优质资源，扩大老年教育供给，开全国老年健康教育先河，携手打造广东老年教育"金字招牌"。时任广州中医药大学副校长的孙晓生教授大力推动老年健康教育，并以身作则扎根三尺讲台；10余年来，他带动了70多名具有副教授及副教授以上职称的教师到广东省老干部大学为近万人次授课。此举为中医药知识和文化传播，以及广大老年人的健康生活作出了重要贡献。

医乃仁术，无德不立，大医精诚，生生不息。40多年来，孙晓生教授全身心倾注在中医临床、教学科研，以及岭南中医药知识和文化传播之中，笔耕不辍，著作颇丰，特别是结合老年健康教育课程实践，组织编写了《食养食疗讲堂》《品味本草》《老年慢性病中医调养》《孙晓生中医养生文丛》等系列教材。经不断修订完善，孙晓生教授将其汇编为《食养食疗精粹》。在这本书中，我们可以清晰地看到孙晓生教授中医养生保健学术思想的形成和发展过程。本书没有生硬的说教，没有累赘的堆砌，而是紧密结合老年人的学习需求和生理、心理及记忆特点，在教学内容和教学方法上做到重点突出、简洁明了、言之有物、语出有据，力图让老年人看得懂、学得会、用得上，更加便捷地学习掌握食养食疗知识。其展示了孙晓生教授为厚植老年大学中医药相关专业教学高质量发展基础，创新推进老年健康教育所做的有益探索。

我们期待有更多的有识之士、专家学者等积极投身老年教育这片热土，奉献自己的知识和爱心，为推动新时代老年教育事业高质量发展而贡献力量。

是为序。

广东省政协原副主席

广东省老年大学协会会长

2024年5月

前　言

　　食养食疗学是中医养生学的主干课程之一，《食养食疗精粹》是其中的主要内容。本书上篇内容主要包括食养食疗的基本理论和食性理论，重点介绍了常用食物的食养食疗作用及三因制宜原则的具体应用；中篇内容则介绍了食养理论的现代应用，包括12种常见现代疾病及状态；下篇内容根据读者需求、中医优势领域、现代教学习惯、岭南地域特色介绍了20种传统中医病症的食疗方法。

　　《食养食疗精粹》的内容最初来自本人在广州中医药大学与羊城晚报联合办班的讲义《羊城中医·饮食保健学》、粤港信息报与广东省医药管理局合办的科普专栏《医药与健康·可口良药》，以及《养生美食新概念》系列讲座，并在2007年"中医中药中国行"大型科普宣传活动中赢得许多读者青睐。其中部分内容用于广州中医药大学本科生选修课，2011年起又用于广州中医药大学研究生选修课《养生本草·博导讲坛》《现代食疗学》。2015年起，此内容作为广州中医药大学与广东省老干部大学校校联合开办的被评为全国老年大学百门精品课程的《食疗养生保健（品味本草）》课程的教材，坚持"从群众中来，从实践中来"，在10多年的教学实践中通过课堂讨论、问卷调查得到了各方面的宝贵意见，根据授课老师和学员的需求对内容不断进行增补。在本人执笔参编中医院校本科教材《中医养生学》《中医养生方法学》中的饮食养生部分时，向兄弟院校的同道学习了不少经验，本次根据老年大学的教学需要从现行讲义中选录部分内容，参考现行中医药院校教材再次修订本书。

编写老年健康教育教材是一项探索性的工作。由于学员群体和教学目标的特殊性，必须按照老年教育目标，遵循一般教育规律和中医药教育规律。通过优化设计而组织起科学的知识系统，专业性强，难度较大，尽管笔者有10多年老年健康教育的经历，然而积淀不够，水平有限，错漏难免，诚请各位读者提供宝贵意见，以供修订改进！

编者

2024年3月

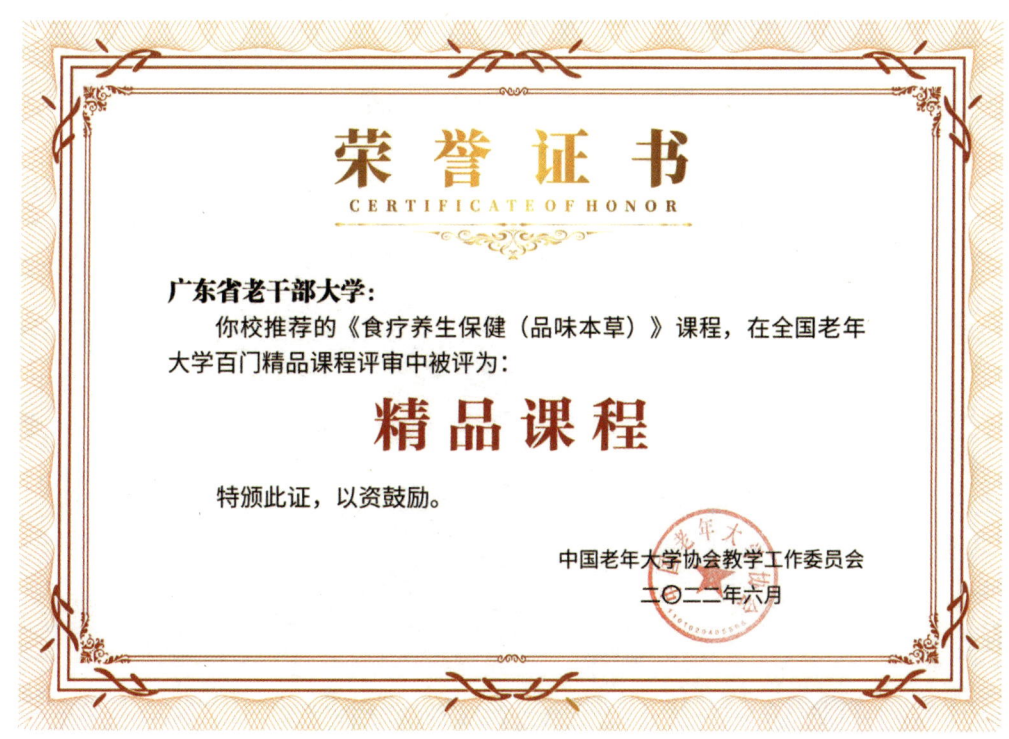

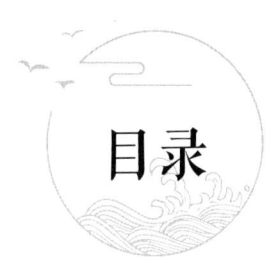

目录

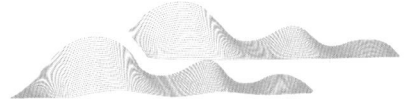

◆ 下篇　食疗精粹 ◆

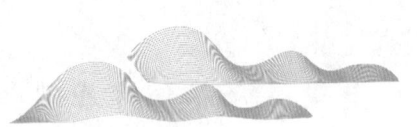

上 篇

食养食疗基础

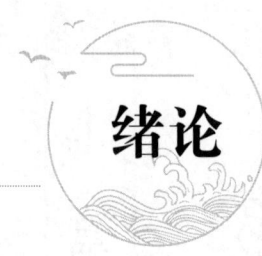

绪论

　　饮食是人类赖以生存的物质基础，饮食与人类的健康息息相关。食物是指人类食用的天然物质，食品是食物的升华，常以米面羹汤、茶饮酒剂等形式出现。饮食泛指可喝可食的食物和食品。饮食不但可以营养机体，而且可以防治疾病。利用饮食以营养机体、维护健康、保健强身、延年益寿的活动称为"食养"，利用饮食以防治疾病的活动称为"食疗"。食养食疗学是千百年来中华民族认识生命、维护健康、战胜疾病的智慧结晶和文化瑰宝，是中医学的重要组成部分。

　　回眸食养食疗学漫长的发展历程，不难发现它源远流长、历史悠久，经历代无数先贤的传承与弘扬，如今已发展成为理论体系完备、内涵深邃、内容宏富、作用明显、影响久远的一门独立学科。

　　随着人类社会的不断发展，特别是进入21世纪后，由于生活水平提高、医学模式改变，人民对传统的健康理念有了新的认识，追求健康长寿的愿望日益迫切。强调饮食营养、崇尚传统养生已经成为一种时尚，食养食疗学的发展也因此进入了一个崭新的阶段，其理论与实用价值得以充分彰显。

　　传承、创新与发展食养食疗学，对健康产业将产生积极的作用，对促进人类的健康长寿意义重大。

·什么是食养食疗·

一、食养食疗的相关概念和内容

根据全国科学技术名词审定委员会审定的《中医药学名词》定义，食养（health preserving with food）为选择适宜的食物以养生的方法。食疗（dietetic therapy）为用具有药理作用的食物治疗疾病的方法。饮食调理（dietetic regulation）为根据中医理论，指导人们合理摄食，促进健康，治疗疾病的养生方法。食养食疗学是在中医理论指导下，研究食物维持生命、保健强身、预防和治疗疾病，或促进机体康复、延年益寿的一门学科。营养实际上是人类为了维持生命和身体各个器官、系统的正常活动，按一定规律从外界摄取一定数量的食物，并经过消化吸收而取得能被机体利用的各种营养素的过程。

二、中医食养食疗学与西医营养学的异同

中医食养食疗学和西医营养学有相同之处，也有不同之处。食养相当于营养学，食疗相当于临床营养学。尽管食养食疗学与西医营养学的理论体系有所不同，但二者可以相互补充、相互配合，使机体既可"营养平衡"，又可"阴阳平衡"。这对于丰富相关知识和方法，提高我国民众整体健康水平有积极意义。

	中医食养食疗学	西医营养学
相同之处	①研究饮食在机体中摄取、吸收和利用等过程。②研究饮食对机体的保健和防治疾病作用。	
不同之处	以中医的阴阳、五行、脏腑、经络、气、血、精、津等宏观理论进行论述；非单纯论述营养素的作用。	着眼于食物的成分，如热量、蛋白质、脂肪、维生素、常量与微量元素、食物纤维等微观理论进行论述。

·如何掌握食养食疗的学习方法·

学习的目的重在应用，学习食养食疗知识的目的在于提高应用能力：一要注意中医学理论体系的完整性，把本学科的学习和其他相关知识有机联系，互相参照，加深理解。二要重点掌握基本理论，包括常用食物的性味、功效、宜忌及其异同点，做到鉴别应用。三要掌握辨证施膳中的证型、治则、代表方及其制作方法。四要了解健康食品、保健食品的制作工艺，重点了解配方及产品设计方法，对直观性、操作性较强的内容，如食物、食品的形态和制作工艺等，可通过图片、视频等环节加深了解。

第一讲 基本理论

第一节 历史源流

·食养食疗经历了哪几个发展阶段·

一、蒙昧远古

食养食疗是我国特有的传统的维护健康、防治疾病的方法。人类自诞生之日起，就有了饮食活动，但从茹毛饮血时期到火的发现与利用时期，都未有饮食养生的概念，直到夏代谷物食用及酒的发现与利用，让夏商周至春秋时期可视为通过饮食防病保健的萌芽阶段。

周代食医的设立，标志着食养食疗的初步形成——"掌和王之六食、六饮、六膳、百羞、百酱、八珍之齐"，我国设立食医的时间比西方设立营养师的时间早了2 000多年，是最早开展饮食营养研究并且形成制度的国家。

二、奠基秦汉

（1）《神农本草经》：最早的药物学专著。记载360种药物，分上品、中品、下品，至今仍对上品进行食养食疗作用的研究。

（2）《黄帝内经》："谷肉果菜，食养尽之""谨和五味，骨正筋柔"奠定了理论基础。

（3）《伤寒杂病论》提出："（饮食）得宜则益体，害则成疾。"其中在临床应用方面有以下方子：猪肤汤，用猪肤（即猪肉皮）一斤（即500克），配白蜜、白米粉熬成，有滋阴润肺、清虚热之效；苦酒汤，苦酒即醋，配鸡蛋清、半夏来清润降火、祛痰开声；当归生姜羊肉汤，寒疝腹痛、产后腹痛、虚劳不足等血虚内寒者用之有效；百合鸡子黄汤、葱豉汤等，至今还在使用。另外，《伤寒杂病论》常提及用热粥助药力发汗，还提出一些饮食禁忌，如"肝病禁辛，心病禁咸，脾病禁酸，肺病禁苦，肾病禁甘"等。

三、形成晋唐

（1）晋代葛洪《肘后备急方》：养生以不伤为本。服食黄精、胡麻、茯苓。

（2）梁代陶弘景《神农本草经集注》：首创果、菜、米等食物与草木、玉石并列，促进了后世食疗本草和中医食疗学的形成。

（3）梁代刘休《食方》。

（4）北魏崔洁《食经》。

（5）唐代孙思邈《备急千金要方》："食治"专卷及养老食疗专篇。

（6）唐代孟诜《食疗本草》：第一部食养食疗专著。

药膳在唐代兴起，已有粥、酒、煎、菜、饮的品类。

四、发展宋金

（1）宋代《太平圣惠方》专设"食治门"。

（2）宋代陈直《养老奉亲书》：我国最早的老年医学专著。

（3）金元四大家（刘完素、张从正、李东垣、朱震亨）的贡献。

（4）元代忽思慧《饮膳正要》：第一部古代的营养学专著。

五、完善明清

（1）明代李时珍《本草纲目》记载不少饮食营养方面的内容。书中特别推崇粥食，称其对人的养生非常有益，书中还专门列有饮食禁忌。《本草纲目》是整理研究食养食疗的必读之书。

（2）明代朱橚《救荒本草》。

（3）明代费伯雄《费氏食养》提出"食养疗法"。

（4）明代黄云鹄《粥谱》：第一部药粥专著。

（5）清代王孟英《随息居饮食谱》。

（6）清代曹庭栋《老老恒言》。

黄云鹄《粥谱》与曹庭栋《老老恒言》均倡导素食思想。

· 食养食疗当代创新有何进展 ·

食养食疗学发展至今已成为中医药学领域的一门独立学科。学科的性质决定其价值及其重要性。中华人民共和国成立以后，食养食疗的文献研究取得了很大进展，食养食疗进入了中医高等教育的课堂。1987年《中国食疗学》（上海科学技术出版社，钱伯文主编）提出："中国食疗学是研究中国传统食疗、食养的理论和经验，并加以整理和提高，使之与现代营养治疗学和营养卫生学相结合的一门医疗保健方面的实用科学。"其还认为应整理古代食疗经验，推陈出新，古为今用，并应用现代医学和营养学及有关的自然科学知识来加以全面研究，尽可能弄清食物的主要成分，配伍烹调时发生的理化变化，阐明其获得疗效的机制和作用。1988年刘继林主编的《中医食疗学》（山东科学技术出版社）提出："中医食疗学是在中医药理论指导下，研究食物的性能、食物与健康的关系，并利用食物维护健康、防治疾病的科学。"其认为中医食疗学是在传统的食疗本草学的基础上充实、发展起来的学科，同时还认为，虽然称为"食疗"，"但其内容并不主要指用饮食来治疗疾病，而主要是指利用食物来维护健康，并辅助药物防治疾病"。在内容上，主要根据中医药理论介绍各种食材的性能，以及在中医各科病症中的应用。广州中医药大学较早在本科生中开设《中医食疗学》选修课，在研究生中开设《现代食疗学》选修课。各地也编写了各种相关的试用教材或创新教材。

在实践方面，全国各地先后开设了药膳餐厅。2012年，广州中医药大学招收第一位中医养生学博士后，同时开办徐博馆主题养生餐厅，并创办食养食疗刊物《真美食家》，"徐博馆岭南养生宴"曾多次接受中央电视台采访和报道。

目前围绕食养食疗方面的研究方兴未艾，科技人员从传统文献、临床观察、科学实验等方面开展了一系列研究，有关论文如雨后春笋般大量涌现。笔者在这方面有过专题研究，具体内容详见《孙晓生中医养生文丛》。

"药食同源"思想赋予中药养生食品不同于国内外普通保健食品的特征，也为指导中药复方养生食品研制奠定了理论基础。目前，市面上已出现灵芝茶、石斛花茶、猴头菇饼干等产品，未来养生食品的发展，需要用更为科学和更具个性化的方式赢得消费者的青睐，尤其应更适应现代生活方式中各种人群的需求，如：对于中年人群普遍存在的身体机能下降和由饮食导致的"三高"问题，可研制具有增强免疫力、减少体脂、降低胆固醇等功效的产品；对于渴望抵抗衰老的女性群体，可研制具有美容护肤功效，抗氧化、促进消化与排毒功能的产品；对于整日伏案办公，面临着工作与生活多重压力的白领人群，可研制具有缓解视疲劳、保护视力，舒缓压力和焦虑情绪，以及帮助改善睡眠功效的产品；对于经常出差、熬夜工作或应酬较多的人群，可研制具有快速补充精力、解酒护肝等功效的产品。中药养生食品是养生产业的重要组成部分，只有以中医理论为指导，利用现代化的技术手段，研发基于中医体质辨识的功效确切且安全可靠的中药养生食品，才能适应市场需求，立于不败之地。

《保健食品注册管理办法（试行）》于2005年7月1日正式实施，该规定对保健食品进行了严格定义：指声称具有特定保健功能或者以补充维生素、矿物质为目的的食品，即适宜于特定人群食用，具有调节机体功能，不以治疗疾病为目的，并且对人体不产生任何急性、亚急性或者慢性危害的食品。保健食品适用于特定人群食用，很多人容易将它与药品混淆，但它在生产工艺及疗效等方面，与药品是完全不同的。保健食品不是药品，在包装标签上不能含有或暗示具有治疗作用的内容。2018年12月20日，国家市场监督管理总局发布《关于进一步加强保健食品生产经营企业电话营销行为管理的公告》，其明确规定，保健食品企业不得宣传保健食品具有疾病预防或治疗功能。

2016年国家食品药品监督管理总局明确的保健食品的申报功能为27项：增强免疫力；辅助降血脂；辅助降血糖；抗氧化；辅助改善记忆；缓解视疲劳；促进排铅；清咽；辅助降血压；改善睡眠；促进泌乳；缓解体力疲劳；提高缺氧耐受力；对辐射危害有辅助保护功能；减肥；改善生长发育；增加骨密度；改善营养性贫血；对化学性肝损伤的辅助保护作用；祛痤疮；祛黄褐斑；改善皮肤水分；改善皮肤油分；调节肠道菌群；促进消化；通便；对胃黏膜损伤有辅助保护功能。除以上，营养素类也纳入保健食品的管理范畴，称为营养素补充剂（如维生素、矿物质为主要原料的产品），以补充人体营养素为目的。

我国保健食品专用标识，为天蓝色，呈帽形，俗称"蓝帽子"，也叫"小蓝帽"，标识下方为批准文号和批准部门。其中2003年以前通过审批的批号是"卫食健字"，2003年以后通过审批的批号是"国食健字"。其中，"卫食健字"的"卫"代表中华人民共和国卫生部，"食"代表食品，"健"代表保健类别；"国食健字G（J）"的"国"代表国家食品药品监督管理总局，"食"代表食品，"健"代表保健类别，"G"代表国产，"J"代表进口。保健食品是用于调节机体机能，提高人体抵御疾病的能力，改善亚健康状态，降低疾病发生的风险，不以预防、治疗疾病为目的。保健食品按照规定的食用量食用，不能给人体带来任何急性、亚急性和慢性危害。保健食品产业是养生产业中非常重要的一部分，虽然近年来保健食品在社会上屡屡出现法律纠纷问题，但是错不在保健食品，而在保健食品的虚假宣传和过度营销上。因此，不能因噎废食，忽视保健食品在养生产业中的地位。

应用高新技术萃取某些特定营养成分，可针对性满足人体对某种营养的需要，从而改善生理功能。许多与食养食疗相关的仪器设备应运而生，保健品不断深入开发，市场也隐藏着无限商机。在理论研究的同时，积极开发安全有效的健康食品、保健品，将对进一步完善食养食疗学的理论体系、推动人类的健康事业发展，具有十分重要的意义。

· 如何认识食养食疗的起源 ·

人类在寻找食物的过程中发现某些食物能增强体质，减少疾病，遂由偶然获得变为主动摄取，这就是食养的起源。同时，发现某些食物与身体出现的症状有关，甚至威胁生命，从而发现了药物和毒物，药食同源的概念也由此衍生。可见，食早于药，药先于医。《山海经》记载招摇之善"有草焉，其状如韭而青华，其名曰祝余，食之不饥"；柢山之鲮鱼"冬死而复生，食之无肿疾"；青丘山之鱬"食之不疥"。这些虽然是神话传说，但也反映了中国医学的一个重要思路，即将充饥果腹与养生保健、疾病治疗建立起密切的联系。人们通过反复实践、品尝摸索、逐渐积累，将能饱腹充饥的动植物归于食物，把有治疗作用的动植物归于药物。

长达400多年的西周王朝是饮食发展史上第一个高潮时期，人们从充饥果腹向礼仪文化升华，出现了钟鸣鼎食的饮宴文化。周朝设立了饮食管理部门和官职，在御厨食官的职能规定中迈出了食医结合的第一步，这一制度一直延续至今。西周至春秋战国时期将医生细分为"食医""疾医（内科医生）""疡医（外科医生）""兽医"四种，食医位居于四医之首，具有较高的地位。据《周礼·天官》记载："食医中士二人，掌和王之六食、六饮、六膳、百羞、百酱、八珍之齐。"说明食医在当时已经形成一种制度。此外，在周朝已经开始使用五味对食物进行烹调。五味即指咸（盐）、酸（梅）、甘（蜜、饴）、辛（姜）、苦（苦果）。《周礼·天官》中还记载了疾医主张用"五味、五谷、五药养其病"；疡医则主张"以酸养骨，以辛养筋，以咸养脉，以苦养气，以甘养肉，以滑养窍"等。这就是周朝食养食疗的一些理念和认识，也是《黄帝内经》理论成形的主要依据。

第二节　理论特色

·食养食疗的理论基础有哪些内容·

食养食疗理论基础的主要内容包括整体观念、阴阳平衡、药食同源、脾胃为本等。食养食疗学以食养生、以食疗病、药食同源、食药有别的理念贯穿始终。

一、整体观念

中医认为，人处在天地之间，生活于自然环境之中，是自然界的一部分。因此，人和自然具有相通相应的关系，遵循同样的运动变化规律。中医的整体观可概括为养生的三个和谐：

自我和谐——人是一个有机的整体，要维护脏腑之间、经络之间、气血之间的和谐，同时要保持身心和谐。

天人和谐——人与自然和谐，人处于自然界中，人与自然具有相通相应的关系。昼夜阴阳的消长，一年四季的气候变化，会影响人的生理活动。应顺应这种变化而调整饮食内容。如春季阳气升发，万物生机勃勃，可食用一些辛散之品，如葱、姜、蒜等，以振奋身体的阳气，以此类推。地域不同，饮食不同，"十里不同风，百里不同俗"，饮食是其中最为突出的标志，这是因为不同的地域，自然环境变化对身体健康、疾病发生有着不同的影响。因此，出现了因地制宜的饮食方法。

人我和谐——人与社会和谐，饮食文化还涉及民族宗教等方面的因素影响，应当予以注意。

二、阴阳平衡

（一）阴阳学说

人体的正常生命活动，是阴阳两个方面保持相对平衡的结果。如果阴阳这个"跷跷板"失去相对平衡，出现了偏盛或偏衰，就会发生疾病。掌握阴阳的变化规律，围绕调理阴阳进行饮食，使机体保持"阴平阳秘"，是食养食疗的核心所在。

（二）阴平阳秘

《黄帝内经·素问·骨空论》说："调其阴阳，不足则补，有余则泻。"或补或泻，都是在调整阴阳，以平为期。在食物搭配和饮食调剂制备方面亦注重调和阴阳。

"热者寒之，寒者热之"。制作田螺、螃蟹等寒性食品时，经常配以葱、姜、蒜、醋等温性调料，食用苦寒的苦瓜常配以辛温的辣椒等，其目的就是使食物无寒热升降之偏颇。

三、药食同源

1．什么是药食同源？食和药有何区别

充饥则为食，疗病则为药，双重功能相得益彰。

1）药食同源

药食同源是指食物和药物同出一源，均来自自然界的动植物，而且性能相通，同样具有形色气味质等特性。因此，常以单纯使用食物，或与药物相结合来进行营养保健，或治疗疾病。

2）食药有别

其一：食物含有营养精微物质，是维持人体健康的物质基础，有水谷则生，无水谷则死。药物非日常生活必需品，无须天天服用。

其二：食物比较平和，药物则"是药三分毒"。

其三：药物作用强，起效快；食物作用弱，起效慢，需要经常食用。

2．药食同源物质有哪些品种

药食同源物质，既可以作为中药使用，也可以作为食品食用。当这些物质被当作中药使用时，需要遵守中医理论和临床用药规范，根据病情和患者体质采用合理的用量和服用方法。而当这些物质被当作食品食用时，则只需按照正常的食物摄入量进行食用即可。至今，药

食同源物质名单共有110种。

2012年，国家卫生主管部门公布了86种药食同源的中药材：

丁香、八角茴香、刀豆、小茴香、小蓟（刺儿菜）、山药（薯蓣）、山楂（山里红）、马齿苋、乌梅、木瓜（贴梗海棠）、火麻仁、代代花、玉竹、甘草、白芷、白果、白扁豆、白扁豆花、龙眼肉（桂圆肉）、决明子、百合（卷丹百合）、肉豆蔻、肉桂、余甘子、佛手、杏仁（苦）、沙棘、芡实、花椒、赤小豆、麦芽、昆布、大枣、罗汉果、郁李仁、金银花（忍冬花）、青果（橄榄）、鱼腥草（蕺菜）、姜、枳椇、枸杞子（宁夏枸杞）、栀子、砂仁、胖大海、茯苓、香橼（枸橼香圆）、香薷、桃仁、桑叶、桑椹、桔红（橘红）、桔梗、益智仁、荷叶、莱菔子、莲子、高良姜、淡竹叶、淡豆豉、菊花、菊苣、黄芥子、黄精（滇黄精）、紫苏、紫苏子、葛根、黑芝麻、黑胡椒、槐花（槐米）、蒲公英、榧子、酸枣仁、白茅根、芦根、橘皮（或陈皮）、薄荷、薏苡仁（兴仁小薏米）、薤白（小根蒜薤）、覆盆子（华东覆盆子）、藿香（广藿香）、乌梢蛇、牡蛎、阿胶、鸡内金（家鸡）、蜂蜜、蝮蛇（蕲蛇）。

2014年新增15种：

人参、山银花、芫荽、玫瑰花、松花粉、粉葛、布渣叶、夏枯草、当归、山柰、西红花（藏红花）、草果、姜黄、荜茇、油松。

2018年再增9种：

党参、肉苁蓉、铁皮石斛、西洋参、黄芪、灵芝、天麻、山茱萸、杜仲叶。

注意事项：上述110种药食同源物质都是经过长期的食用检验，以及专家们的反复论证，其安全性较高，可以放心选用，但2014年及该年后新增的中药材要限定使用范围和剂量。

四、脾胃为本

注重脾胃的调理保健是中医食疗的又一特点。饮食是人类赖以生存的基础，饮食活动是人体生命活动的重要表现之一，是健康长寿的保证。饮食消化吸收的场所是脾胃，消化与吸收依赖的是健全的脾胃功能，只有脾胃健运，才能接受饮食物并将其转化为精微物质，输送到周身百骸以营养五脏六腑，方能发挥对人体的营养与保健作用。如果饮食不当，首先伤害的是脾胃，脾胃一伤，百病由生。

1．脾胃保健的先行性

脾胃为后天之本，人自母体分娩后，生长发育及维持日常生理活动的能源由外界饮食提供，脾胃直接受纳饮食物，进行腐熟，使对人体有用的水谷精微（食气）发散到人体的各脏腑组织，成为各脏腑组织器官运动的能源（脏腑之气）。脾胃消化吸收的水谷精微首先濡养脾胃，这是脾胃对营养物质应用的直接优先性，也是人体特殊的生理需要。只有脾胃得到了充分的滋养，才能进一步使饮食转化为精微物质，以滋气血津液。另外，人体的摄食与消化吸收会引起额外的能量消耗，这种额外消耗的能量来自脾胃优先吸收的物质。如对蛋白质脂肪等的消化吸收，要依靠糖的帮助参与，而糖特别是葡萄糖、蔗糖等是脾胃优先吸收的。由此可见，为了有效地消化吸收，应注意到脾胃对营养物质的优先应用性。脾胃在饮食活动中的先行性，以及脾胃对水谷精微应用的优先性决定了脾胃系统在饮食保健的先行性。所以一般在进行食养食疗时，要先以健脾益气行气的食物来调理脾胃，使之健运通畅，然后再投以食养食疗之品。

2．饮食不节首伤脾胃

饮食不节是人体发病原因之一，饮用食物主要依靠脾胃消化，故饮食不节首先损伤脾胃，导致脾胃升降失常，从而聚湿生痰化热或变生他病。饮食不节包括饥饱失常、饮食不洁、饮食偏嗜等方面。饥饱失常是饮食量的失调，过饥即摄食不足，以致气血生化乏源，造成正气虚弱，抵抗力降低，易生疾病；过饱即饮食过量，超过了脾胃的消化能力，也会导致脾胃的损伤。饮食不洁，指进食不卫生的食物，直接损伤脾胃，可引起多种胃肠疾病、寄生虫病、食物中毒等严重后果。饮食偏嗜，是指人们对于某些食物的片面爱好，这会导致人体的阴阳失调，或因某些营养物质缺乏而生病。饮食偏嗜可概括为寒热偏嗜、五味偏嗜。如嗜食精白米面易患脚气病；嗜食生冷则易损伤脾阳，导致寒湿内生，引起腹痛泄泻等；嗜食肥甘厚味，或嗜酒无度，可致湿热痰浊内生、气血郁滞，常可发生痔疮下血，以及肠胃痈疡等。

3．饮食保健首重脾胃

基于脾胃保健的先行性及饮食不节首伤脾胃的特点，饮食保健必须先注重脾胃的保健，做到处处以脾胃健运为先，时时以饮食有节为重，食物烹调必须以利于消化吸收为要。无论是饮食养生还是饮食治疗，脾胃健运才能有效地吸收水谷精微，达到养生或治疗的目的。在进行食养食疗特别是食补之前，要先调理好脾胃的功能。

如何应用饮食养护脾胃？

脾"主运化""主升"。脾主运化，包括运化水谷，就是通过脾的运化功能，将食物中的水谷精微物质，转输和布散到全身。实际上是对营养物质的消化、吸收与运输。运化水湿，则与水液代谢有关。胃的主要功能是"受纳、腐熟水谷""主降"。饮食入口，容纳于胃，胃中的水谷，经过胃气腐熟消磨，使水谷精微物质逸出，并由脾运化至全身。

脾胃为后天之本，如果脾胃失健，就会变生他病。李东垣曰："内伤脾胃，百病由生。"我国人民膳食以谷物为主食，谷物性味多为甘平，健脾益胃，培补后天，使气血生化源源不断。谷类食物中以粳米、籼米、粟米、糯米、小麦补脾胃的作用为优。

具有补脾胃作用的食物分布很广，除谷类外，还有薯类（甘薯、马铃薯、山药等）、豆类（黄豆、白扁豆、豌豆等）、蔬菜（胡萝卜、莲藕等）、菌类（香菇、蘑菇等）、水果（苹果、龙眼、桑椹等）、肉类（猪肉、牛肉、兔肉、鸡肉等）、奶蛋（牛奶、羊奶、鸡蛋、鸭蛋等）、鱼类（鲢鱼、鲤鱼、鲫鱼、鳜鱼等）及调味品（蜂蜜、饴糖、白糖、红糖等）。《本草纲目》记载补脾胃的食物有近百种，自然界的食物为人类提供了培补后天的丰富资源。

养生以脾胃为本，预防以脾胃为要。损伤脾胃的情况很多，最常见的有劳役、伤食、伤酒等。《难经·四十九难》曰："饮食劳倦则伤脾，又云饮食自倍，肠胃乃伤。"合理科学的饮食调理，对脾胃发病与否，至关重要。

第三节　饮食原则

·食养食疗必须掌握哪些原则·

饮食中含有人类生存所需的营养物质，但要发挥饮食营养的最好功效，需要遵循一定的原则。张仲景提出："（饮食）得宜则益体，害则成疾。"

食养食疗主要包括全面膳食、辨证配膳、谨和五味、饮食有节、配伍得当、饮食禁忌、饮食卫生七大原则。全面膳食、谨和五味，能保证人体获得充分、均衡的营养；辨证配膳、配伍得当，能更好地发挥食物的营养及食疗作用；注意饮食有节、饮食禁忌、饮食卫生，能够预防多种急慢性疾病的发生。

在《食疗本草》中，孟诜阐述了许多有关食疗的重要思想，这些观点经现代科学研究证明大多是正确的，由此奠定了食疗学基础，其确立的基本原则包括三因制宜、配伍宜忌、以脏养脏、烹饪加工等，都有一定的参考价值。

· 如何认识全面膳食的意义 ·

全面膳食的理论起源于《黄帝内经》"五谷为养，五果为助，五畜为益，五菜为充，气味合而服之，以补精益气"。

五谷：粳米、麻、大豆、麦、黄黍。（泛指谷类、薯类、豆类食物）

五果：枣、李、栗、杏、桃。（泛指果类食物）

五畜：猪、牛、羊、狗、鸡。（泛指家畜、家禽及其奶、蛋）

五菜：葵、韭、藿、薤、葱。（泛指各类蔬菜、野菜、菌类）

还有各类调味品等。膳食要全面，营养要均衡。"谷肉果菜，食养尽之"一句话概括了全面膳食的内容，至今仍有重要的指导意义。

食物是供给人类食用的物质，其来源主要包括植物性和动物性物质。食物中含有的营养素，是人类赖以生存的必需营养物质。食物的合理搭配、膳食平衡同时也是保健及防治疾病的关键因素。

营养学是一门研究机体代谢与食物营养素之间的关系的一门学科。人每天从食物中获取的蛋白质、糖类、脂肪、维生素、无机盐、纤维素和水叫作七大营养要素。这些营养成分是人体生长发育、维持生命活动必不可少的物质基础。

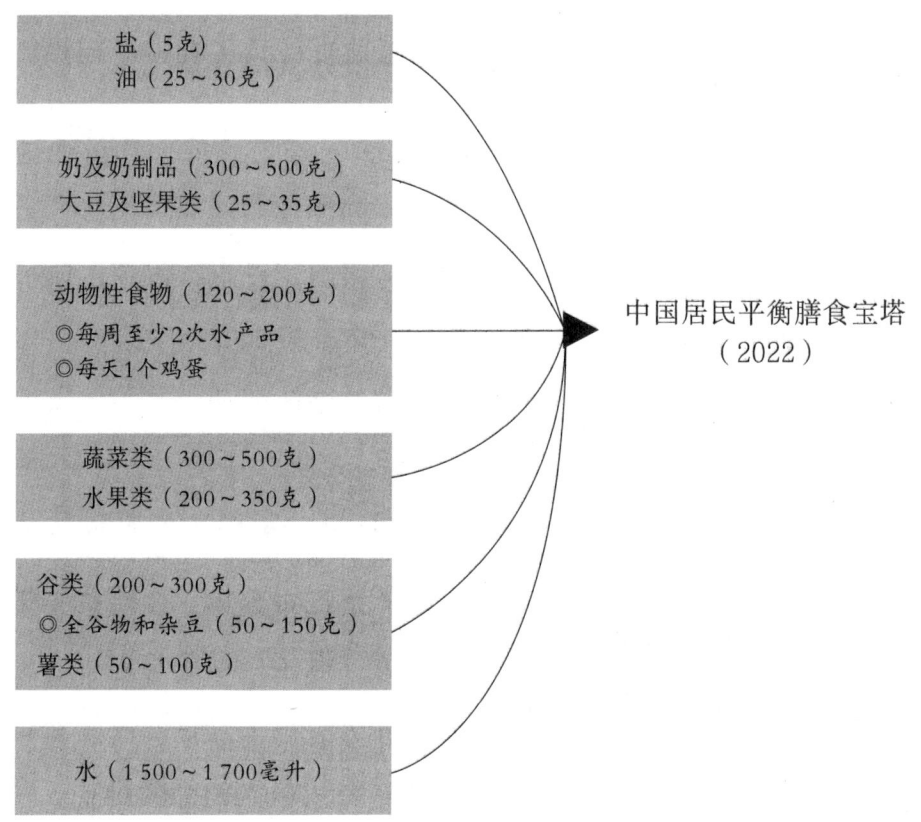

盐（5克）
油（25～30克）

奶及奶制品（300～500克）
大豆及坚果类（25～35克）

动物性食物（120～200克）
◎每周至少2次水产品
◎每天1个鸡蛋

蔬菜类（300～500克）
水果类（200～350克）

谷类（200～300克）
◎全谷物和杂豆（50～150克）
薯类（50～100克）

水（1 500～1 700毫升）

中国居民平衡膳食宝塔
（2022）

食物的营养价值是指某种食品所含热量和各种营养素满足人体营养需要的程度，主要取决于摄入食品的种类、数量，以及进入机体后的消化、吸收、利用情况和烹调方法等。因为每类食物都由其特定的营养素构成，了解它们各自的营养价值，就可合理地选择、利用、烹调，使其满足人体需要。

·什么是辨证配膳·

辨证配膳包括辨证和配膳两部分内容。即根据不同病症的需要而分别配置膳食的原则。辨证是前提和依据，施膳是手段和方法。

一、如何应用中医辨证基本方法

中医辨证的方法有很多，如八纲辨证、脏腑辨证、气血津液辨证等。八纲辨证是中医辨证的基本方法，即把疾病状况分为表、里、虚、实、寒、热、阴、阳八个证，阴阳为八纲之总纲。表证、热证、实证属于阳证；里证、寒证、虚证属于阴证。

表证：病位在肌表，病势较浅，多为外感病初期，宜给予发散解表的膳食。如风寒感冒，可喝生姜红糖水，促使汗出邪去。

里证：病位在内，脏腑失调，病情较重，多由于内脏机能活动失调，代谢障碍，以致痰饮、水湿、瘀血等病理产物停留体内所致，宜给予调理脏腑的膳食。如脾虚湿盛所致的水肿、小便不利，可予冬瓜、玉米须煮水喝，以利水消肿。

寒证：感受寒邪或阳盛、阳虚引起的寒冷证候，宜给予温中散寒的膳食。如胃寒疼痛，可用生姜粥、生姜羊肉汤等，以温暖胃脘。

热证：感受热邪，或阳盛、阴虚引起的温热证候，宜给予寒凉之品。如发热口渴可予西瓜汁、凉拌番茄等，以清热生津。

虚证：人体正气不足而引起的虚弱证候，宜配补益之品。阳虚者形寒肢冷、形不足者，温之以气，宜用如羊肉粥等甘温之品，使阳气旺盛；阴虚者身体消瘦、精不足者，补之以味，则要用厚味之物，如炖甲鱼、猪肉羹、鸡蛋羹等，补益精血，使阴精充足。

实证：邪气亢盛，正气未衰，正邪相争所表现的一类证候，配膳应以泻实祛邪为主。如风湿痹证，可予薏苡仁粥，以渗除水湿、舒筋除痹。

关于脏腑辨证和气血津液辨证的内容在下篇介绍。

二、如何理解辨证施膳中的同病异治与异病同治

辨证施膳时，还要注意同病异治与异病同治。相同疾病因证的不同可选不同的饮食，如胃痛，因病因、体质、生活规律等的不同可表现出不同的证，选择的饮食也有区别（表1.1）。

表1.1 同病异治示例表

证型	治则	选材
食伤脾胃	消食和胃	山楂膏、萝卜粥
寒伤胃阳	温胃止痛	高良姜粥
脾胃虚寒	健脾温胃	羊肉粥、姜汁黄鳝饭
胃阴不足	养阴益胃	玉参焖鸭
肝气犯胃	疏肝和胃	玫瑰花茶、金橘饼

不同疾病出现相同的证可选相同的饮食，如久泻、脱肛、子宫下垂等不同疾病，但病机同为中气下陷，故均可选升提中气的饮食（表1.2）。

表1.2 异病同治示例表

病症	病机	选材
久泻		
脱肛	中气下陷	黄芪、人参、山药、陈皮、葛根
子宫下垂		
月经过多		

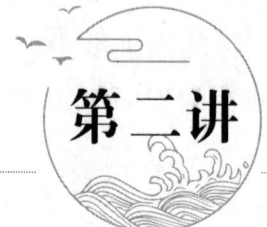

第二讲 食性理论

张仲景认为："（饮食）得宜则益体，害则成疾。"孙思邈提出："食能排邪而安脏腑。""不知食宜者不足以存生。"食物为什么能够养生治病？食物同药物一样，自身具有一定的性能和功用，与阴阳、脏腑、经络等中医理论紧密结合，纠偏补虚，从而发挥疗效。中医食养食疗在长期的医疗实践中，形成了自己独特的系统理论。

第一节　食物性能

食物性能，又称为"食性"，是指食物的性质和功能。主要包括性、味、归经、升降浮沉等几方面的内容。

中医素有"药食同源"之说，药物和食物皆属天然之品，二者在性能上有相通之处，同样具有形色气味质等特性。食物和药物一样也具有"四气""五味""升降浮沉""归经"和"功效"等属性，可利用食物的性能来滋养五脏六腑、调节人体阴阳和预防疾病。

·四气·

四气又称四性，即寒、凉、温、热四种不同的特性。寒凉属阴，故具有寒性或凉性的食物大多具有清热、解毒、泻火、凉血、滋阴等作用，适用于热性体质或病症。常用的寒性食物有：苦瓜、马齿苋、莲藕、海带、紫菜、绿豆、西瓜等。常用的凉性食物有：芹菜、丝瓜、萝卜、茄子、梨等。温热属阳，故具有温性或热性的食物大多具有散寒、助阳、温经、通络等作用，适用于寒性体质或寒证。常用的热性食物有：姜、辣椒、胡椒、芥末、榴莲等。常用的温性食物有：糯米、韭菜、茴香、芫荽、核桃仁、龙眼肉等。此外，还有一类平性食物，是指寒热之性不甚明显的食物，平性食物的作用比较缓和，具有补益滋养的作用，适用于普通人群。常用的平性食物有：粳米、黄豆、山药、莲子、苹果、瘦肉、鸡蛋等。

·五味·

五味，即酸、苦、甘、辛、咸五种最基本的味，也是食物效用的抽象归纳。五味的确定，一是通过口尝而得，是食物真实味道的反映；二是通过食物作用于人体的反应总结而来。实际上有些食物还具有淡味或涩味，但中医认为"淡附于甘""涩乃酸之变味"，所以仍然称为五味。至于五味的阴阳属性，《黄帝内经·素问·阴阳应象大论》总结为："辛甘发散为阳，酸苦涌泄为阴。"即辛、甘、淡味为阳，酸（涩）、苦、咸味为阴。

一般而言，酸（涩）味食物具有收敛、固涩的作用，如石榴能止泻止痢；苦味食物具有泻热坚阴、燥湿降逆的作用，如苦瓜能清热泻火，用于解暑或火热实证；甘味食物具有补益、和中、缓急的作用，如大枣能健脾和中，饴糖能缓急止痛用于胃脘痛；辛味食物具有发散、行气、行血的作用，如生姜、葱白能辛温解表用于外感表证，韭菜、黄酒能行气活血用于气滞血瘀；咸味食物具有软坚散结、泻下的作用，如海带、紫菜软坚散结，用于瘿瘤；淡味食物具有渗湿、利尿作用，如玉米须、冬瓜，可用于水肿、小便不利。《黄帝内经·素问·脏气法时论》将五味的作用归纳为"辛散、酸收、甘缓、苦坚、咸软"。五味既标示了食物的滋味，也提示了食物作用的基本特征。

·升降浮沉·

升降浮沉，反映的是食物作用的趋向性，升表示上升，降表示下降，浮表示发散，沉表示泄利。食物升降浮沉的性能与食物本身的性味有不可分割的关系。具有温、热性和辛、甘味，质地轻薄、气味芳香的食物，大多具有升、浮的性能，如芫荽、葱白，气味芳香，可辛温解表、发散风寒；茉莉花、玫瑰花可疏肝解郁。具有寒、凉性和酸、苦、咸、涩味，质地结实、气味浓厚的食物，大多具有沉、降的性能，如治疗肝阳上亢的牡蛎、石决明等。

·归经·

归经，指食物对于机体特定脏腑或经络的选择性作用。如同为补益之品，就有枸杞子补肝、莲子补心、黄豆健脾、百合润肺、黑芝麻补肾的区分。同为清热之品，又有梨入肺经清肺热，西瓜入心经、胃经，清心胃热。

中医有五味入五脏之说，如《黄帝内经·素问·宣明五气》认为"五味所入，酸入肝，辛入肺，苦入心，咸入肾，甘入脾，是谓五入"。由于食物的性味之偏，对人体五脏各部的作用也就具有一定的选择性（表2.1）。（有些食物可以归数经）

表2.1 食物归经示例表

归经	代表性食物
心经	小麦、浮小麦、莲子、百合、龙眼肉、酸枣仁等
肺经	梨、苹果、甘蔗、荸荠、枇杷、白果、牛奶等
脾经	粳米、粟米、黄豆、莲藕、大枣、猪肉、牛奶等
肝经	芹菜、油菜、胡萝卜、茴香、龙眼肉、黑芝麻等
肾经	山药、桑椹、黑芝麻、核桃仁、乌骨鸡、海参等
胃经	粳米、粟米、糯米、扁豆、马铃薯、牛肉、牛奶等
膀胱经	刀豆、玉米、玉米须、冬瓜、鲤鱼等
小肠经	赤小豆、冬瓜、苋菜、食盐等
大肠经	荞麦、马齿苋、茄子、苦瓜、木耳等

·功效·

功效，是食物养生作用高度概括的表述形式，往往凝练为短短数字，如山药健脾祛湿、鱼腥草清热祛湿、绿豆清热解毒等。食物功效是联系性味归经和应用范围的枢纽。在饮食养生中应将食物的四性、五味、升降浮沉、归经、功效等多种性能结合起来，综合应用，才会取得良好的效果。其中需要重点掌握常用食物的性味功效，尤其是药食同源物质。

（1）发散风寒：紫苏、生姜、葱白、芫荽、香薷、白芷。

（2）发散风热：桑叶、菊花、薄荷、葛根、淡豆豉。

（3）清热泻火：芦根、淡竹叶、夏枯草、决明子、栀子。

（4）清热解毒：绿豆、金银花、蒲公英、鱼腥草、马齿苋、橄榄、余甘子、胖大海。

（5）润下通便：火麻仁、郁李仁、芦荟。

（6）祛风湿：木瓜、蕲蛇、乌梢蛇、两面针。

（7）芳香化湿：广藿香、砂仁、豆蔻、草果。

（8）利水渗湿：茯苓、薏苡仁、赤小豆、冬瓜皮、玉米须。

（9）温里祛寒：肉桂、丁香、胡椒、花椒、小茴香。

（10）理气化痰：陈皮、佛手、香橼、刀豆、玫瑰花、薤白。

（11）消食导滞：山楂、麦芽、莱菔子、鸡内金。

（12）凉血止血：白茅根、荠菜、小蓟、槐花。

（13）活血化瘀：桃仁、红花、姜黄。

（14）清化热痰：罗汉果、杏仁、桔梗、昆布、白果。

（15）养心安神：酸枣仁、灵芝。

（16）平肝息风：牡蛎、天麻。

（17）补气健脾：山药、大枣、人参、西洋参、白扁豆、甘草、蜂蜜、党参、黄芪。

（18）温补肾阳：肉苁蓉、益智仁、杜仲叶、巴戟天。

（19）补血养阴：龙眼肉、阿胶、当归。

（20）甘寒养阴：黑芝麻、枸杞子、百合、桑椹、黄精、玉竹、石斛。

（21）固肾涩精：芡实、莲子、覆盆子、山茱萸。

第二节 食物作用

·补虚扶正·

"虚则补之"，食物具有补虚扶弱、扶助正气的作用，能够补充人体所需物质、增强体质以提高抗病能力，或者改善虚弱证候（表2.2）。

表2.2 补虚扶正示例表

体质／证候	选材类型	具体食物
气虚体质或气虚证	补气类	粳米、糯米、粟米、马铃薯、大枣、牛肉、鸡肉、鸡蛋等
血虚体质或血虚证	养血类	胡萝卜、龙眼肉、桑椹、羊肉、猪肝、羊肝、牛肝、甲鱼、海参等
阴虚体质或阴虚证	滋阴类	山药、银耳、鸭肉、鸡蛋黄、甲鱼、猪皮等
阳虚体质或阳虚证	壮阳类	韭菜、核桃仁、羊肉、猪肾、鸽蛋、虾、淡菜等

·泻实祛邪·

"实则泻之"，外界致病因素侵袭人体，或内脏机能活动失调、亢进，均能使人生病。如果病邪较盛，中医称为"邪气实"（表2.3）。

表2.3　泻实祛邪示例表

证候	选材类型	具体食物
风寒感冒	散风寒类	大豆黄卷、生姜、葱白、芫荽等
风热感冒	散风热类	淡豆豉等
痰证	化痰类	萝卜、杏仁、生姜、海带、紫菜等
咳喘证	止咳平喘类	杏仁、梨、白果、枇杷、百合等
实热证	清热泻火类	苦瓜、苦菜、蕨菜、西瓜等
湿热证	清热化湿类	扁豆、茄子、薏苡仁、黄瓜等
热毒证	清热解毒类	绿豆、赤小豆、马齿苋、苦瓜、蓟菜等
暑热证	清热解暑类	西瓜、绿豆、绿茶等
咽喉肿痛	清热利咽类	荸荠、青果、无花果等
里寒证	温里类	干姜、花椒、茴香、胡椒、辣椒、羊肉等
风湿证	祛风湿类	薏苡仁、木瓜、樱桃、鳝鱼等
暑湿、脾虚湿阻证	芳香化湿类	草果、草豆蔻、白豆蔻等
小便不利、水肿等证	利水渗湿类	玉米须、赤小豆、冬瓜等
气滞证	理气类	刀豆、茉莉花、玫瑰花等
血瘀证	活血类	山楂、酒、醋等
血热证	凉血类	茄子、莲藕、丝瓜、木耳等
出血证	止血类	莲藕、藕节、槐花等
饮食积滞证	消食类	麦芽、谷芽、山楂等
便秘	通便类	香蕉、蜂蜜、菠菜、核桃仁、黑芝麻等
失眠	安神类	莲子、小麦、百合、龙眼肉、猪心等

（续表）

证候	选材类型	具体食物
泄泻、尿频等 滑脱不禁证	收涩类	乌梅、石榴、芡实、莲子等
虫证	驱虫类	南瓜子、槟榔、榧子等

· 调和脏腑 ·

　　人体正常的生命活动，有赖于脏腑功能的分工合作，相互协调。如果脏腑之间或脏与脏、腑与腑之间失去协调、平衡的关系，就会导致疾病的发生。例如，脾胃都是主管饮食的脏腑，正常的功能维护着消化、吸收、代谢的整个过程，一旦出现功能失调，便会出现一系列的临床表现。这个时候选择合理的食物调和脾胃，如用扁豆、山药、猪肚、麦芽、谷芽等，就能恢复其正常的生理功能。

第三节　食物应用

· 生命所需 ·

　　"民以食为天"，食物是人类赖以生存的物质基础，得之则生，绝之则亡。

　　《灵枢·五味》曰："谷不入，半日则气衰，一日则气少矣。"

　　《备急千金要方》曰："安身之本，必资于食……不知食宜者，不足以存生也。"

李时珍曰："水去则营竭，谷去则卫亡。"

·养生保健·

一、形体

轻身（使肥人变瘦）：燕麦、青粱米、冬瓜、黄瓜等。

肥健（使瘦人强壮）：粳米、小麦、山药、牛肉等。

《食疗本草》云："（冬瓜）欲得瘦小轻健者，食之甚健人。"

二、头发

乌发（白发变黑）：黑芝麻、黑豆、核桃仁等。

生发（头发生长）：白芝麻、韭菜子、核桃仁等。

润发（头发润泽）：鲍鱼等。

古代染发方：《千金翼方》提及"以醋煮大豆，烂，去豆，煎冷稠，涂发"（大豆，即为黑豆）。

三、容颜

美容（好颜色、润肤、美白）：粳米、白瓜子（即冬瓜子）、山药、牛奶、鸡子白、菠萝蜜等。《食疗本草》提及"（杏仁）去皮，捣和鸡子白。夜卧涂面，明早以暖清酒洗之"。

四、智力

益智（增智、健脑）：核桃仁、龙眼肉、山药、黑芝麻、茶等。

五、延年益寿

延年永生（长寿、驻颜）：山药、莲肉、芝麻、核桃仁、马齿苋等。

《神农本草经》称："（山药）久服耳目聪明，轻身，不饥，延年。"

·防治疾病·

作为维护健康的理论特色，中医"治未病"理论指导，食养食疗包含三层含义：一则"治未病"，预防在先；二则治疗疾病或辅助治疗疾病；三则疾病康复，防止复发。具体的应用在后面介绍。

附　如何看待"脏器疗法"

"以脏补脏"的"脏器疗法"也是中医食疗常用之法。中医学认为，动物脏器是"血肉有情之品"，能产生"同气相求"的效果，在防治疾病、调补虚损、强壮体质等方面，有着一般药物不及的作用。中医食疗常以猪心、鸡心来补养心血、安神定志，用于心神不宁、惊悸、失眠、多梦、癫病等，如猪心大枣汤；以猪肝、羊肝、鸡肝、鸭肝来养肝明目，用于视物昏花、眼目干涩等，如猪肝枸杞汤；以猪肺、羊肺来补肺虚、止咳嗽、止咯血，用于肺虚久咳、痨嗽咯血等，如猪肺萝杏汤；以猪腰、羊腰来补肾益精，用于肾虚腰痛、耳鸣，如杜仲腰花、猪肾核桃粥；以猪胃（肚）、羊胃、牛胃（百叶）来补气健胃，用于脾胃虚寒之脘腹冷痛，如姜桂炖猪肚、猪肚山药粥；以猪脑、鱼脑、鸭脑来健脑益智、止眩晕，如猪脑天麻炖枸杞；以鹿筋、牛筋、猪蹄来强筋壮骨；以鹿鞭、牛鞭来温肾壮阳；以鸡肠来补肾止遗；以猪大肠来治疗痔疮、便血、脱肛。近代研究证明了动物脏器在生化特性和成分结构上有许多与人体相似之处，为"以脏补脏"疗法提供了科学依据，并且在各种动物脏器中提取各种有效成分的基础上制成的生物制品已达数百种之多，使传统的脏器疗法得到新的发展。

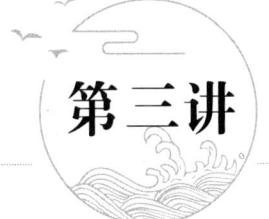

第三讲　五谷为养

● —— 第一节　谷类和薯类 —— ●

　　谷类和薯类食物是我国人民的主要食物。性味：甘，平。功效：健脾益气、和胃。应用：预防和治疗脾胃虚弱所致的食少纳呆、神疲乏力、恶心呕吐、大便稀溏等。

　　常用谷类一览，见表3.1。

表3.1　常用谷类

名称	性味	功效	应用
粳米	甘，平	补气健脾、除烦渴	①粳米茯苓粥益气健脾；陈仓米炒焦烧成灰冲水加姜，用于止泻，效尤。②热病烦渴宜作粥食
糯米	甘，温	补中益气、健脾止泻、缩尿敛汗	①用于气虚自汗、体倦乏力。可用本品与小麦同炒、研末，米汤送服。②产后或病后体弱，糯米酒、鸡肉、红枣各适量食用，有补益作用
小米	甘、咸，凉	益气和中、益肾、清热解毒	①用于脾胃虚弱、消化不良、呕吐。②产后或病后体弱调养

（续表）

名称	性味	功效	应用
薏苡仁	甘、淡，微寒	利湿健脾、舒筋除痹、清热排脓	①脾胃虚弱。与大枣配伍，增强健脾益气功效。②水肿、小便不利。与赤小豆配伍。③风湿痹痛。捣为末，与粳米煮粥。④肺痈、肠痈。生用清热排脓
小麦	甘，平	养心、健脾、益肾、除热、止渴	①健脾益气，多做面食。②妇人脏燥、心烦不眠。小麦15克、甘草9克、大枣6枚。③做饭煮粥食之，治消渴口干
燕麦	甘，平	和脾益肝、滑肠、止汗、催产	①食欲不振。燕麦片配牛奶煮粥。②大便不畅。燕麦宜连皮食用。③孕妇催产
荞麦	甘、微酸，寒	健脾消积、下气宽肠、解毒敛疮	①用于胃肠积滞。②用于白浊带下。③用于痈肿疮疡及烫火伤
玉米	甘，平	调中和胃、利尿消肿	①脾胃虚弱。与粳米配伍食用。②水肿、小便不利或沙石淋。与玉米须共用。③消渴症。玉米水煎服，治糖尿病

常用薯类一览，见表3.2。

表3.2　常用薯类

名称	性味	功效	应用
甘薯	甘，平	益气健脾、养阴补肾	①脾胃虚弱。蒸煮。②便秘。煮食或煮粥。③疗疮痈疡、红肿疼痛。鲜品捣烂外涂，干则更换

（续表）

名称	性味	功效	应用
山药	甘，平	补脾、养肺、固肾、益精	①脾虚食少、大便溏泄。煮汤、煮粥或蒸食。②肺虚咳喘，语声低微。捣烂加甘蔗汁，温热饮之。③肾虚尿频遗尿、滑精遗精及带下
马铃薯	甘，平	和胃健中、解毒消肿	①胃脘隐痛、体倦乏力，可配蜂蜜调服，治胃、十二指肠溃疡疼痛。②烫火伤、湿疹、痈肿等皮肤病，常以鲜品以醋调涂患处

第二节 豆类

古代称为"菽"。性味：甘，平。功效：健脾益气、利水消肿。应用：气血亏虚、脾虚水肿、小便不利、疮疡肿毒等症。

常用豆类一览，见表3.3。

表3.3 常用豆类

名称	性味	功效	应用
黄豆	甘，平	宽中导滞、健脾利水、解毒消肿	①单纯性消化不良。磨成豆浆与粳米煮粥。②脾虚诸证。黄豆30克、籼米60克加水煮粥。③疮疡肿毒。黄豆浸泡，捣烂涂抹患处

（续表）

名称	性味	功效	应用
黑豆	甘，平	活血利水、祛风解毒、健脾益肾	①面部及全身浮肿。②肾虚腰痛。置猪小肚内炖服。③须发早白。配黑芝麻、核桃仁等食之。④疮疡肿毒或食物、药物中毒。煮浓汁涂抹患处
绿豆	甘，凉	清热、消暑、利水、解毒	①暑热证。煮汤。②水肿、小便不利。煮汤或与粳米煮粥。③药物中毒。单用绿豆或配生甘草同煎
赤小豆	甘，平	利水消肿退黄、清热解毒消痈	①水肿或黄疸。黄雌鸡去鸡杂与本品200克同煮，治脾虚水肿。②湿疮痒疹、痈疽肿毒。赤小豆、荆芥穗等量，研末，用鸡蛋清调服，治皮肤湿疹作痒
白扁豆	甘、淡，平	健脾、化湿、消暑	①脾虚夹湿证。单用本品水煎服，用于暑湿泄泻和脾虚夹湿泄泻。②带下证。炒黄为末，米汤送服
豌豆	甘，平	和中下气、通乳利水、解毒	①中焦不足的纳呆、乏力。豌豆50克，捣去皮与羊肉煮熟食。②消渴。青豌豆煮食。③产后乳汁少。煮汤或煮粥食用

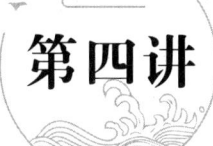

第四讲 五畜为益

第一节 畜肉类

　　畜肉类是指畜类的肌肉。畜肉一般味甘，性质各异，大都能补益气血、脾肾。多用于虚损劳倦、气血亏虚所致的羸瘦困弱、体倦乏力、纳差泄泻等。

　　常用畜肉一览，见表4.1。

表4.1　常用畜肉

名称	性味	功效	应用
猪肉	甘、咸，平	补肾滋阴、养血润燥、益气消肿	①阴虚肺燥所致的干咳少痰。②温病津伤。急火煮为清汤。③血少津枯之便秘。煮汤，频频饮用。④气血不足之羸瘦乏力、头晕目眩等症。配姜、枣烹调，吃瘦肉饮汤

（续表）

名称	性味	功效	应用
牛肉	甘，水牛性凉、黄牛性温	补脾胃、益气血、强筋骨	①少食、泄泻、浮肿等属脾胃气虚者。单品煮汤饮或与赤小豆配伍食用。②脾胃虚寒，食少纳差。黄牛肉与胡椒、陈皮、高良姜等配伍。③虚损劳倦。黄牛肉焙干为末，与山药、莲子等相配，以大枣泥和丸服食
羊肉	甘，温	温中健脾、补肾壮阳、益气养血	①肾阳虚所致的阳痿、夜尿多、小便清长。与大蒜、薤白伴食。②产后腹痛及腹中寒疝、虚劳不足或血虚经寒腹痛。当归生姜羊肉汤。③产后中风。羊肉1 000克，加大蒜、香豉各150克，取汁，加奶酥1升再煮，汤成温服。④脾胃虚寒所致食少腹泻、肢冷不温。煮粥食用
兔肉	甘，凉	健脾补中、凉血解毒	①脾胃虚弱、体倦乏力。单品煮食或与粳米煮粥食用。②老人烦渴、饮水不足、日渐羸瘦困弱。炖煮煎稠，取清汁，凉后渴即饮用

第二节　禽肉类

禽肉类是指禽类的肌肉。禽肉一般味甘、咸，性质各异，功效以补益居多。多用于气血不足、肝肾亏虚所致的虚损羸瘦、阴虚消渴等证。

常用禽肉一览，见表4.2。

表4.2　常用禽肉

名称	性味	功效	应用
鸡肉	甘，温	温中、益气、补精、填髓	①脾虚水肿。黄雌鸡与赤小豆200克同煮，取汤汁饮用。②气血不足的虚损羸瘦、久病不复。黄雌鸡纳入生百合20克、粳米100克，配调料加水煮熟。③乳汁不足。与大枣、黄豆、花生煮食。④肾虚所致的耳聋、小便频数、遗精。乌雌鸡以黄酒煮熟食
鸭肉	甘、微咸，平	补益气阴、利水消肿	①阴虚劳热、咳嗽咯血。②脾胃虚弱、水肿兼小便不利。与冬瓜、薏苡仁配伍，煮熟食。青头雄鸭1只，赤小豆200克、草果5枚，煮羹食
鸽肉	咸，平	滋肾益气、祛风解毒、调经止痛	①阴虚所致消渴多饮、气短乏力。与山药炖熟食。②肝肾阴虚，妇女月经量少、闭经。单品蒸熟或煮熟食用

第三节　奶蛋类

奶蛋类是指畜类分泌的乳汁和禽类的蛋的总称。奶蛋类一般味甘性平，多具有补益作用，适合长期调补之用。多用于阴血亏虚、脾肾不足引起的消渴、燥咳、呃逆等证。

常用奶蛋一览，见表4.3。

表4.3　常用奶蛋

名称	性味	功效	应用
牛奶	甘，平	补虚损、益肺胃、养血、生津润燥	①气血不足之头晕眼花、神疲乏力。单用常服。黄牛奶煮沸饮用。常配伍粳米、燕麦、大枣等。②脾胃虚弱、气虚上逆。与姜葱同用，治小儿吐奶
羊奶	甘，微温	补虚、润燥、和胃、解毒	①肾虚、消渴等。生用，口渴即饮。②胃气上逆之呕哕。羊奶250毫升煮熟后，纳入竹沥水20毫升、蜂蜜20克、韭菜汁20毫升，调匀温饮。用于老年人阳气不充、痰血凝结引起的噎膈反胃等
鸡蛋	甘，平	滋阴润燥、养血安胎	①产后血晕。②妊娠胎动不安。③阴虚燥咳或干咳。鸡子黄沸水冲化，送服。④赤白久痢、产后虚痢。鸡蛋3枚与醋拌匀，和少许面做饼子，烤熟
鹌鹑蛋	甘、淡，平	补虚、健胃、健脑	①体虚。适合老人、孕妇、体虚者食用。②健脑益智，小儿经常食用，可促进大脑发育

附　水产类

　　水产食物是指鱼类、甲壳类、软体类动物为代表的各种水生食用动物的肉类及少量水生植物的茎叶类食物的总称。水产类一般味以甘咸居多，多具有滋气血、和脾胃、利水湿、软坚散结的功效。多用于气血不足、脾虚水肿、瘿瘤等证。

　　常用水产一览，见表4.4。

表4.4　常用水产

名称	性味	功效	应用
鲩鱼（草鱼）	甘，温	平肝息风、温中和胃	①胃寒冷痛。鲩鱼1条，白豆蔻、砂仁各3克，同煮饮汤。②头风头痛。加葱煮食，或与香菜等辛香祛风之品同煮
鲢鱼	甘，温	温中益气、利水	①脾胃虚弱、食少乏力、虚寒冷泄。单用或加温中和胃之品煎汤，或加生姜、胡椒等蒸食。②咳嗽。调以姜醋煮食。③脾虚水肿。与赤小豆30克，共煮食
鲤鱼	甘，平	健脾和胃、利水下气、通乳、安胎	①脾虚水肿、小便不利。与赤小豆100克同煮，去滓取汤汁，顿服。②脚气。与莼菜、粳米、葱白相合煮肉羹，再以椒、姜调和，空腹食用，治下肢水肿上逆、胸闷烦躁。③胎动不安。与葱白共煮食。④乳汁不足。与猪蹄同煮

（续表）

名称	性味	功效	应用
鳝鱼	甘，温	益气血、补肝肾、强筋骨、祛风湿	①气血不足、虚羸瘦弱、体倦乏力、产后恶露不尽及久痢、痔疮出血等。煮食。②足痿无力。与金针菜、冬瓜、大葱合为羹。③久痢虚损。去肚杂后焙枯，加红糖15克，共研为末，拌匀吞服
带鱼	甘，平	补虚、解毒、止血	①病后体虚、少食体倦。清蒸，取其上层油食之，治疗妇女绝经前后之食少便溏、体倦乏力、烦躁不安等症。②乳汁不足。蒸熟食用
鲳鱼	甘，平	益气养血、舒筋利骨	①气血不足证。②筋骨疼痛、足软无力。与栗子同煮。③阳痿早泄。补益脾胃、益气生精。鲳鱼1条与蚕茧10只同煮
虾	甘，温	补肾壮阳、通乳、托毒	①肾阳不足证。与韭菜同炒，加盐调味食用。生品与小茴香捣和为丸，黄酒送服。②乳汁不足。鲜品净肉捣烂，温黄酒送服，乳至后，再饮用猪蹄汤增效。 注意：属发物，多食易发动风疾，过敏体质者慎用
蟹	咸，寒	清热、散瘀、消肿解毒	①跌打损伤、骨折筋断。单品焙干研末，每次以10克黄酒送服。或将鲜蟹捣烂，以黄酒温浸，取汁服用。②湿热黄疸。 注意：外邪未清、脾胃虚寒及宿患风疾者慎服

（续表）

名称	性味	功效	应用
鲍鱼	甘、咸，平	滋阴清热、益精明目	①月经不调。阴虚血热、崩中出血不止者。数只煮汁，加醋调味，饮汁。②乳汁不足。2只，加葱炖服。③青盲内障。益精明目，单用煮食
田螺	甘、咸，寒	清热、利水、解毒	①水肿。煮汤喝。②内痔、外痔肿痛。冰片放螺内，流出的汁水搽涂痔疮
海参	甘、咸，平	补肾益精、养血润燥、止血	①肾虚阳痿、小便频数。与羊肉煮汤服食。②精血亏虚，消瘦乏力，或闭经。同火腿或猪、羊瘦肉，调以佐料，煨汤服食。③阴血亏虚，肠燥便秘。与猪蹄同炖食。④虚劳咳嗽、咯血。与老鸭同煮服食
甲鱼	甘，平	滋阴补肾、清退虚热	①肝肾阴虚引起的腰酸、梦遗、劳热。②冲任虚损、崩漏失血
龟肉	甘、咸，平	滋阴补肾、润肺止咳	①虚劳咯血、衄血、血痢、肠风便血等出血证。②老年肾虚尿多。与小公鸡、芡实炖食，有补肾缩泉之功。③肾虚腰痛、筋骨疼痛。与核桃仁相配，清炖服食
牡蛎	甘、咸，平	养血安神、软坚消肿	①瘿瘤、瘰疬等证。软坚散结煮汤喝，或以醋烹调。②水肿。清热利水，煮汤食之

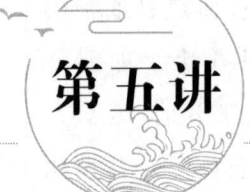

第五讲　五菜为充

第一节　蔬菜类

　　蔬菜是供人们佐餐食用的植物类食物的总称。"蔬，菜也。"
（《说文解字》）"凡草菜可食用者通名为蔬。"（《尔雅·释
天》）生活中蔬菜常作为主食的补充品。

　　常用蔬菜（叶茎苔类）一览，见表5.1。

表5.1　常用叶茎苔类蔬菜

名称	性味	功效	应用
白菜	甘，凉	解热除烦、生津止渴、通利肠胃	①痈肿发背、红肿热痛。单用绞汁服。②口渴心烦、小便短赤。煮食喝汤。③便秘。经常食用，有利于通利肠胃
甘蓝	平，甘	清利湿热、散结止痛、益肾补虚	①湿热黄疸。煮水食用。②呕吐泛酸、胃脘疼痛。鲜叶捣烂取汁，治胃及十二指肠溃疡。③肾虚筋骨不利。炒食
水芹	辛、甘，凉	清热解毒、利尿、止血	①淋证、小便不利。去叶捣汁，井水和服。②肝阳上亢、头晕胀痛。煎汤服用，治高血压。③咽喉肿痛、疮痈肿毒。可清热解毒，内服外用皆可

（续表）

名称	性味	功效	应用
芫荽	辛，温	发表透疹、消食开胃、止痛解毒	①疹发不畅。发散表邪，透疹外出。②食欲不振或饮食积滞。鲜芫荽全草30克水煎服。③丹毒、疮疡初起、蛇咬伤。捣烂外敷
菠菜	甘，平	养血、止血、平肝、润燥	①高血压所致的头痛目眩。沸水煮3分钟，香油拌食。②热病烦渴。③血虚津亏便秘。炒食或煮汤
苋菜	甘，凉	清热解毒、通利二便	①热毒疮肿。煎汤内服或捣烂外敷。②赤白痢疾。紫苋菜与粳米煮粥，空腹食用。治产前后赤白痢
蕹菜	甘，寒	凉血清热、利湿解毒	①血热引起的出血证。和糖捣烂，冲入沸水服，治鼻血不止。②痈疮痒疹。③虫蛇咬伤。捣烂外敷
茼蒿	苦、甘，凉	利尿、通乳、清热解毒	①痰热咳嗽。②肝阳上亢所致的头晕目眩、耳鸣耳聋。③心烦失眠
生菜	苦、甘，凉	利尿、通乳、清热解毒	①小便不利。捣泥制饼食之。②乳汁不足。3棵，研作泥，好酒调开服。③虫蛇咬伤、肿毒。捣烂外敷
韭菜	辛，温	补肾、温中、行气、散瘀、解毒	①脾肾阳虚。与粳米煮粥。②胸痹疼痛。捣汁内服，治胸痹急痛。③疮痈肿毒、跌打损伤。捣烂外敷
竹笋	甘、苦，凉	化痰、消胀、透疹	①饮食积滞、腹胀疼痛。②痘疹不畅。笋尖煮汤，治痘疹血热毒盛、不起发者。发物
洋葱	辛、甘，温	健脾理气、解毒杀虫、降血脂	①中焦虚寒引起的食少纳呆、脘腹胀满。②疮疹作痒。祛风杀虫、化湿止痒。③降血脂

（续表）

名称	性味	功效	应用
百合	甘、微苦，微寒	养阴润肺、清心安神	①肺虚咳嗽、痨咳咯血。与银耳炖煮为羹。②阴虚烦躁、失眠多梦。百合7枚、鸡子1枚，加白糖少许调饮

常用蔬菜（根茎类）一览，见表5.2。

表5.2　常用根茎类蔬菜

名称	性味	功效	应用
萝卜	辛、甘，微凉	消食、下气、化痰、止血、解渴、利尿	①饮食积滞、呕吐吞酸、脘腹胀满。生食效佳。②痰热咳喘。取开花萝卜，切片煮烂，频频饮汁。③血热引起的出血证。生萝卜榨汁，加盐少许，调服。④小便短赤涩痛等淋证。与蜂蜜煮汤食用
胡萝卜	甘，平	健脾和中、滋肝明目、化痰止咳、清热解毒	①脾虚食少、体倦乏力、腹痛便溏。煮熟食用。②两目昏花或雀盲。与羊肝煮食。③肺虚咳喘或百日咳。胡萝卜125克、大枣12枚（连核），水煎服。④解毒消肿，用于疹痘疮毒。捣烂外涂或内服
莲藕	甘，微寒	生用：清热生津、凉血、散瘀、止血。熟用：健脾、开胃	①热病烦渴或消渴。五汁饮：藕汁、梨汁、荸荠汁、鲜茅根汁、麦冬汁。②血热或血瘀引起的出血证。藕节烧炭。③脾胃虚弱，炖烂，或与粳米煮粥。附品：莲子，补脾止泻、益肾固精、清心安神

（续表）

名称	性味	功效	应用
芋头	甘、辛，平	健脾补虚、散结解毒	①脾胃不振、脘腹不适。蒸食。②赘疣、鸡眼、疥癣及烫火伤。鲜芋头捣烂，敷患处
荸荠	甘，凉	清热生津、化痰、消积	①用于热病烦渴或消渴。②用于肺热咳嗽。③用于湿热黄疸或泻痢

第二节　瓜茄类

常用蔬菜（瓜茄）一览，见表5.3。

表5.3　常用瓜茄类

名称	性味	功效	应用
黄瓜	甘，凉	清热、利水、解毒	①热证口渴。生用或煮汤。②水肿、黄疸、小便短赤。鲜黄瓜绞汁饮用。③汗斑、痤疮、色素沉着及痱子瘙痒等皮肤病。多外用
冬瓜	甘、淡，微寒	利尿、清热、化痰、生津、解毒	①水肿、淋证或脚气。冬瓜瓤水煎服。②热病烦躁或消渴。煮汤。③疮疡痈肿及瘰疬。煎汤洗之，治痔疮肿痛
苦瓜	苦，微寒	祛热涤暑、明目、解毒	①暑热汗出烦渴。鲜品切片泡开水代茶饮。②热毒痈疮、红肿热痛。鲜品捣烂敷患处。③目赤肿痛。内服外用均可

（续表）

名称	性味	功效	应用
丝瓜	甘，凉	清热化痰、凉血解毒	①用于肺热咳嗽、色黄痰臭。②痔疮出血及崩漏。③热毒疮疹痈疽。本品属低热量蔬菜之一，凡肥胖、高血压、糖尿病患者均可适量选用
南瓜	甘，平	补益脾胃、解毒消肿	①脾虚食少。蒸食。②肺痈、咳吐浓痰、胸痛及哮喘。③疮疡及烫火伤。老南瓜晒干，研末，黄醋调敷患处，治肿疡。 附品：南瓜子，杀虫、催乳、利水、止咳
番茄	甘、酸，微寒	生津止渴、健胃消食	①热病烦渴。鲜食为佳。②脾虚纳呆食少。炒食、煮汤、鲜食均可。③高血压、眼底出血。空腹生吃1~2个，15天为1个疗程
茄子	甘，凉	清热解毒、消肿	①肠风下血或痔疮出血。《本草纲目》介绍，将带蒂的茄子焙干，研成细末，用酒调服治疗肠风下血。②疮痈肿毒或毒虫咬伤。内服外用均可
辣椒	辛，热	温中散寒、下气消食	①寒凝呕吐、泻痢。温胃散寒，佐餐食用即可。辣椒1个，为丸，热豆腐皮裹，清晨食之，主治痢疾水泻。②风寒湿痹痛或冻疮。与花椒配伍，煮水外洗或外敷。 注意：阳气盛、发热、出血及痔疮者应慎用

第三节　野菜类

常用野菜一览，见表5.4。

表5.4　常用野菜

名称	性味	功效	应用
荠菜	甘、淡，凉	凉肝止血、平肝明目、清热利湿	①肝火上炎、头晕目赤。取根绞汁，以点目中，治暴赤眼、疼痛碜涩。②血热出血。荠菜30克、蜜枣30克，水煎服。治内伤吐血。③水肿或膏淋
枸杞叶	苦、甘，凉	补虚益精、清热明目	①肾虚耳鸣、腰膝酸软。枸杞叶50克、粳米100克，以豉汁500毫升相和，配以葱白少许，调和食之。②肝虚目涩、视物不清。煎汤或煮食。③带下病。枸杞叶和鸡蛋炒食，治妇人带下
马齿苋	微苦，寒	清热解毒、消肿止痛	①牙疼蛀牙。鲜叶用开水浸泡后咀嚼，可杀菌、止痛，对蛀牙有效。②喉咙肿痛。将马齿苋叶捣烂，加水煮后用来漱口
鱼腥草	辛，凉	清热解毒、消肿排脓、利尿解毒、止血生肌	①外感发热、咽喉肿痛、口舌生疮、瘟疫肿痛、湿疹、痈肿疔疮等疾病，可用鲜品或炒制用。②泻痢便血、尿路感染，可鲜食或煎汤水服。③口腔溃疡、痘疮肿痛、烫伤等，可捣烂贴敷患处

（续表）

名称	性味	功效	应用
益母草	苦，寒	补肝益肾、通经止痛、润肠通便、祛湿消肿	适用于月经不调、痛经、白带过多、尿路感染、便秘、风湿疼痛、水肿等症。益母草也常用于调理女性生殖系统、增加乳汁分泌

第四节　食用菌

食用菌是指真菌类中无毒副作用的新鲜或干燥真菌的子实体。常见的食用菌有黑木耳、银耳、蘑菇、香菇等。所含的多糖类具有增强机体免疫力、抗癌、抗自由基、延缓衰老、降低血糖、降低血脂等保健作用。

常用的蔬菜（食用菌）一览，见表5.5。

表5.5　常用食用菌

名称	性味	功效	应用
银耳	甘、淡，平	滋补生津、润肺养胃	①燥咳无痰或痰中带血及低热盗汗。配伍冰糖，煮羹食。②大病或久病后期，口干舌燥、体倦乏力等。泡发后煮羹食。可配红枣、莲子、枸杞子等

（续表）

名称	性味	功效	应用
蘑菇	甘，平	健脾开胃、平肝透疹	①食欲不振、纳呆食少、脘腹不适。煮食或炒食。②头晕目眩或头胀痛。炒食或煮汤食。③小儿麻疹透发不畅及发热咳嗽等。鲜蘑菇50克、鲜鲫鱼1条，清炖（少放盐）喝汤。注意：蘑菇属发物，多食发风、动气，哮喘、皮肤病等患者忌食
香菇	甘，平	扶正补虚、健脾开胃、祛风透疹、解毒抗癌	①倦怠无力、食欲不振等。炒食或炖汤。②麻疹透发不畅及发热咳嗽。香菇柄15克、龙眼肉12克，水煎服。③降血脂、抗癌
木耳	甘，平	补气养血、润肺止咳、止血、抗癌	①体倦乏力，面色萎黄或产后虚弱。煮汤或炒食。②衄血、便血、血痢及崩漏。木耳30克，泡发，加水煮熟，加盐与醋调服。③高血压病及癌症患者
猴头菇	甘，平	滋补肝肾、健脾益胃、补血止血	煮汤，适用于肝脾虚弱、食欲不振、肠胃疾病患者。现代应用于高脂血症、糖尿病及癌症防治

附 花类

·岭南常用花卉有哪些食疗作用·

花类食物都是植物的花蕾。入食者大都甘味芬芳，一般作饮代茶，也可入菜。花卉食物的应用，陈村花宴就是一个成功的案例。佛山市顺德电视台有系列的专题节目，部分内容以"寻味顺德"专栏在中央电视台纪录频道播出。

一、菊花

菊花为菊科植物菊 *Chrysanthemum morifolium* Ramat.的头状花序，食用方法很多，凉拌、清炒、制饼、做糕、煮粥、下火锅皆可。目前，北京、广东、云南、江苏等地都有食用菊花的栽培，广东食用菊花品种有"紫凤牡丹""宝华唐衣锦"等。有研究显示，广东省食用菊花含15种氨基酸，其中有7种必需氨基酸，还含维生素C和锌、铁、钙元素等。鲜菊花常清炒或凉拌，若是煲汤，可用干菊花。夏季最宜饮用汤水，可选用水鸭配上江瑶柱、陈皮、干菊花煲汤。

原料：水鸭1只（约500克）、江瑶柱50克、陈皮6克、干菊花6克。

制作：①水鸭去鸭毛、内脏，洗净切成小块；陈皮去囊洗净；江瑶柱洗净。②鸭在开水中焯一下，去腥，与江瑶柱、陈皮一同放入砂锅内，加清水适量，煲2小时。③干菊花洗净，放入砂锅内，焖煮10分钟，精盐等调味即可。

用法：佐餐食用。

功效：益气滋阴、清热祛火。

按语：水鸭常年生活在水中，味甘性凉，能补中益气、和胃利水。江瑶柱滋阴补肾、调中消食，其味鲜，能增鲜开胃。菊花疏风清热，口感清爽。陈皮理气燥湿，防脾胃湿阻气滞，去腥解腻，促消化。夏季暑气重，人体多感烦热咽干，胃口不好，喝此汤能清热养阴、开胃养胃。菊花不仅清热，还能降肝火，血压较高、烦躁易怒者，可多食菊花。此汤寓清于补，鲜而不腻，是夏季养生之靓汤。

二、莲花

莲花，即荷花，为睡莲科植物莲*Nelumbo nucifera* Gaertn.的花。我国广泛种植，主要集中在湖南、湖北、江苏、浙江、安徽、江西等地。莲花生于水中，开在盛夏，又称"水中芙蓉"，具清凉消暑之性。《日华子本草》谓其"镇心，轻身，益色驻颜"。它花瓣大，肉厚，历代有煮粥、炒食、做馅、挂糊油炸等食用方法。现代研究表明，莲花含有17种氨基酸，其中必需氨基酸有7种，还有丰富的维生素C和微量元素锌、铁。夏季炎热易致心烦不安、困倦头晕、食欲不振，一碗莲花薄荷粥，清清爽爽，酷暑暗消。

原料：鲜莲花瓣10克、鲜薄荷叶10克、粳米100克、冰糖适量。

制作：①鲜薄荷叶洗净，莲花瓣洗净切丝，备用。②粳米淘净煮粥，将熟时加入莲花瓣、薄荷叶和冰糖，小火焖煮3至5分钟即可。

用法：温食。

功效：散风解暑、清心除烦。

按语：古人云"世间第一补人之物乃粥也"。夏季易感暑湿，食粥补气阴、和脾胃再好不过了。薄荷，轻清凉散，清头目、散风热，配伍消暑清心的莲花，二者共清上焦热，散风祛湿、除烦解乏。莲花香、薄荷香，令口气清新，精神焕发。

三、南瓜花

南瓜花为葫芦科植物南瓜*Cucurbita moschata*（Duch. ex Lam.）Duch. ex Poir.的花。南瓜全身是宝，各地广泛栽培，它不仅是营养价值较高的食用蔬菜，也是具降血糖、降血脂等药用价值的药材。虽然南瓜花的食用不如南瓜果实普遍，但现代研究表明，南瓜花含丰富的钙、磷、铁、锌等无机盐，还含粗纤维、氨基酸、还原糖、维生素C、β-胡萝卜素、多酚和黄酮类化合物，且南瓜花的抗氧化活性强于南瓜果实，故南瓜花的养生保健价值值得被重视。中医认为，南瓜花味甘性凉，有清湿热、消肿毒功效，适合夏季食用。南瓜花烹调方式多样，煮、蒸、炒、炸皆可。其花瓣大，酿入猪肉、豆腐等，可制作一款蒸酿南瓜花。

原料：鲜南瓜花6朵、茯苓粉30克、豆腐100克、猪瘦肉60克。

制作：①猪瘦肉洗净切细末，豆腐洗净切细。将猪瘦肉与豆腐、茯苓粉一同搅拌，加少量精盐、酱油调味，备用。②去掉南瓜花花蕊、花萼，花内外小心洗净，不要把花瓣弄破、弄散。③将肉馅酿料放入南瓜花内，将花瓣折卷包住，摆在碟中，隔水蒸15分钟。④蒸好后，淋上鲜汤，即可。

用法：佐餐食用。

功效：清热利湿、健脾益气。

按语：岭南夏季潮湿，人处其中，常为湿气外束肌表，内困脾胃。故宜饮食祛湿健脾之品。茯苓甘淡，能利水渗湿、健脾和胃、宁心安神。豆腐甘凉，能泻火解毒、生津润燥、和中益气，其含有优质蛋白质，有"植物肉"之称。猪肉富含油脂，不仅令豆腐、茯苓粉充分融合，也更添滋补之力，能滋阴润燥。再搭配南瓜花，共奏清热利湿、健脾益气之功，痰湿中阻者、脾气虚弱兼痰湿者及湿热体质者尤宜。

四、玫瑰花

玫瑰*Rosa rugosa* Thunb.为蔷薇科植物，我国山东平阴、甘肃苦水、新疆和田、云南安宁等地有大面积栽培。玫瑰花集食用、药用、观赏于一身，是我国功能食品原料之一。《食物本草》谓其"主利肺脾，益肝胆，辟邪恶之气，食之芳香甘美，令人神爽"。故玫瑰糖、玫瑰酒、玫瑰糕、玫瑰茶、玫瑰酱、玫瑰饼等都是久负盛名的家馔美味。现代研究表明，玫瑰花营养价值较高，蛋白质、不饱和脂肪酸、氨基酸、维生素、微量元素、多酚类和黄酮类物质都很丰富。夏季盛产冬瓜，选用冬瓜和银耳，搭配玫瑰花，可制作一款玫瑰花冬瓜银耳羹。

原料：冬瓜200克、干银耳50克、鲜玫瑰花瓣10克、干淀粉适量。

制作：①银耳洗净，水泡发，用干淀粉腌15分钟，洗净，撕成小朵，加3倍量的水，大火烧开，改小火熬5小时呈黏稠状，备用。②玫瑰花瓣洗净，盐水中浸泡30分钟去涩味，切丝。③冬瓜去皮、瓤，切成片。④锅内入油烧热，翻炒冬瓜片刻，待冬瓜将熟时，把银耳羹、花瓣细丝加入锅中略煮，调味即可。（无鲜玫瑰可用玫瑰酱代替。）

用法：佐餐食用。

功效：清热利尿、解郁养颜。

按语：冬瓜清热利尿，有"减肥瓜"之称。现代研究发现，冬瓜中富含丙醇二酸，能有效控制体内的糖类转化为脂肪，防止体内脂肪堆积。银耳滑润白嫩，含有胶原蛋白，能美白嫩肤，且润肺养胃，滋而不腻。玫瑰花，疏肝理气、和血解郁，是以内养外的美容佳品。夏季新陈代谢旺盛，水分、能量消耗大，正好借助这一时期排除身体毒素，减肥瘦身，同时调理气血、滋补生津，本品很适合女性在夏季食用。

五、茉莉花

茉莉花为木樨科植物茉莉*Jasminum sambac*（L.）Ait.的花，在我国福建、广西、广东、云南等南部地区都有栽培。茉莉花馥郁芬芳、鲜灵甘美，窨茶、熏酒、制酱、点汤、蒸露、煮粥都有记载。《食物本草》谓其"主温脾胃，利胸膈"，《本经逢原》论其"芳香，散陈气也"，故茉莉花入食能行气开郁、调理脾胃。现代研究表明，茉莉花富含钾、钙、镁等无机盐、水溶性多糖和氨基酸。制作一款茉莉花红枣西米露，可清凉一夏。

原料：西米80克、鲜茉莉花10克、干红枣20克、冰糖适量。

制作：①西米不洗，用沸水煮，约5分钟，边煮边搅拌，煮到西米呈半透明状，米粒中间有白点时，把西米滤出来。②红枣洗净，掰碎去核，加入适量冰糖，小火煮沸，再倒入半熟的西米。③边煮边搅拌，煮至西米透明时关火，将去蒂、洗净的茉莉花放入锅内，焖煮3至5分钟即可。

用法：温食或冷食。

功效：健脾养血、理气开郁。

按语：西米主要成分是淀粉，煮羹作粥，白净滑糯，常搭配花果、牛奶，成品视觉效果好，很受年轻人的喜爱，是夏季制作甜点的常用食材。大枣药食同源，有补脾胃、益气血、安心神、调营卫的功效，也能养颜美容。而且它营养丰富，有"天然维生素丸"的美誉。搭配茉莉花，补气理气、补脾和胃，相得益彰。脾胃虚弱者宜温食，若要加强理气开郁的作用，可加入玫瑰花。

六、桂花

桂花，为木樨科植物木樨*Osmanthus fragrans*（Thunb.）Lour.的

花，又名木樨花，在长江流域及以南地区广泛种植，以广西、江苏、浙江、四川等地最为集中。自古桂花就象征着吉祥、美好，因其浓郁香味中带有一丝甜意，故常用于糕饼点心的制作。糖桂花清香甘甜，是深受大众欢迎的食品，可直接食用，也可作甜点调料。现代研究表明，桂花花瓣含有可溶性糖、可溶性蛋白、黄酮、游离氨基酸、锌、铁、钾、钙等营养成分。制作一款桂花杏仁山药泥，可作小零食。

原料：山药80克、核桃肉1个、去皮甜杏仁10克、糖桂花10毫升、炼乳适量。

制作：①将甜杏仁、核桃肉入锅加精盐煸炒，炒出香味后研碎，备用。②山药洗净隔水蒸后去皮，切段，再蒸软（以筷子易插入其中为度）。③趁热将山药用勺子压成泥，加入甜杏仁、核桃肉碎末、适量炼乳，搅拌均匀。④将山药泥搅成球或装入裱花袋中，挤成自己喜欢的形状，淋上糖桂花，即可。

用法：温食或冷食。

功效：健脾温肺、止咳平喘。

按语：山药既补脾肺之气，又益肺肾之阴，是四季适宜的养生食材。核桃肉补肾益精、温肺定喘、润肠通便，甜杏仁润肺止咳，桂花温肺化饮，四者搭配能健脾、养肺、滋肾、润肠，尤其适合经常咳嗽、虚喘者。糖桂花芳香散郁、甘甜润口，令人开胃生津，若冷食，口感也很好。

七、金银花

金银花以忍冬之名始载于《名医别录》，列为上品。宋代《履巉岩本草》始称金银花。明代以前多用其藤茎，后来逐渐发展至藤茎、花叶并用。以金银花入药的品种较多，《中华本草》中载有13种植物来源，据现版《中国药典（2020年版）》记载，金银花的来源为忍冬科植物忍冬*Lonicera japonica* Thunb.的干燥花蕾或带初开的花，此品种主产地为河南和山东。金银花是原国家卫生部公布的药食同源物质，也是南方众多凉茶饮料中的常用原料之一。广东省凉茶原料的规范化种植基地中，就有金银花的栽培。中医认为，金银花甘寒，有清热解毒之效。《雷公炮制药性解》云其"主热毒血痢，消痈散毒，补虚疗风，久服延年"。现代研究表明，金银花含有挥发油、有机酸类、多酚类、多糖类功能成分，还含铁、锰、锌等多种微量元素。金银花食用方法很多，酿酒、泡茶、蒸露，还可制成清凉饮料和糖果等。夏季湿热郁于肌肤，滋生湿疹痱毒，令人常感皮肤刺痒，以金银花搭配绿豆、红豆，可制作一款消暑解毒汤。

原料：干金银花10克、绿豆60克、红豆20克、冰糖适量。

制作：①将绿豆、红豆洗净，用开水浸泡30分钟，加水500毫升，大火煮烂。②加入洗净的金银花，煮20分钟，冰糖调味即可。

用法：佐餐食用。

功效：清热消暑、清痱止痒。

按语：这3种食材都有解毒功效。金银花能清热解毒、消痈散肿、凉血止痢，可治一切疮疡肿毒，有"疮家主药"之称。绿豆清热消暑、利水解毒，有"解百药毒及一切痈肿痘毒如神"之效。红豆不仅能清热解毒，还能理气活血，三者搭配可清解暑湿痱毒。

八、鸡蛋花

鸡蛋花为夹竹桃科植物鸡蛋花*Plumeria rubra* L. cv. Acutifolia的花。此植物原产于墨西哥，现在我国福建、广东、广西、云南等南方热带、亚热带地区广泛栽培。鸡蛋花味甘苦，性凉，具有清热、利湿、解暑之功效，是岭南地区习用草药，收录于《广东省中药材标准》（2004年版）。2010年原国家卫生部公布，鸡蛋花为第3批新资源食品，允许其作为凉茶饮料的原料使用，市面上就有凉茶以鸡蛋花为原料。广东建立了江门鹤山凉茶中药材种植基地和阳春市河朗镇鸡蛋花种植基地，使鸡蛋花在种植、采收、加工贮藏等环节日益规范。以鲜鸡蛋花搭配西洋参和石斛，可制作一款保健凉茶。

原料：鲜鸡蛋花10克、西洋参10克、石斛10克。

制作：①将鲜鸡蛋花、西洋参、石斛洗净，一同加水煎煮20分钟。②待凉，加糖或蜜调味即可。

用法：代茶饮。

功效：补气滋阴、清热生津。

按语：俗话说"一夏无病三分虚"，夏季暑气重，易耗气伤津，常有口干舌燥、虚火上炎之感，所以饮食宜清补兼顾。鸡蛋花清热、利湿、解暑；西洋参补气养阴，清火生津，能提气养精神又能清虚火；石斛生津养胃、滋阴清热。三者搭配既清又补，清暑热则可缓解气阴耗伤，补气阴则可消除虚火烦渴，故特别适合夏季身热汗多、烦倦口渴者。

九、夜香花

夜香花为夹竹桃科植物夜来香 *Telosma cordata*（Burm. f.）Merr. 的花。夜来香原产于我国华南地区，现南方各地均有栽培。它夏季开花，夜深香发，清味如茶，与其他食材搭配能碰撞出浑然天成的清新风味，现在岭南地区作为普通蔬菜栽培，在广东省增城区有大面积种植。夜香花形态娇小，白中带黄，幽香悠远，口感嫩爽，可煲汤、可煮粥，清炒亦佳，虾胶酿夜香花就是一道名肴。中医认为，夜香花味甘性凉，有清肝明目、去翳、拔毒生肌的功效。以夜香花搭配枸杞子，可制作一款清香鲤鱼汤。

原料：鲜夜香花10克、鲤鱼250克、枸杞子10克、陈皮5克、生姜

3片、胡椒粉适量。

制作：①将鲤鱼剖杀洗净，去鳞、鳃、咽骨、腥线、内脏，控干水。②鲜夜香花去花蒂、洗净。陈皮去囊切丝，洗净后用清水浸软。枸杞子、姜片洗净沥干。③以姜片、油起锅烧热，将鲤鱼略微煎一下。在锅里放开水适量，放入枸杞子、陈皮、姜片，大火煮40分钟，放适量胡椒粉、精盐。④将夜香花加入锅内，煮3至5分钟，即成。

用法：佐餐食用。

功效：健脾和胃、养肝明目。

按语：吃鱼素有"冬鲫夏鲤"之说，夏季的鲤鱼最肥美，肉质最鲜嫩。中医认为，鲤鱼味甘性平，有健脾和胃、利水下气、通乳、安胎的功效，而且用鱼煲汤，滋而不腻。枸杞子养肝明目、滋肾润肺，配上夏季时蔬夜香花，清鲜、清香，既清肝又养肝，共奏明目去翳之功。

十、剑花

剑花，学名为量天尺花，又称霸王花，为仙人掌科量天尺 *Hylocereus undatus（Haw.）* Britton & Rose的花。它原产于墨西哥、巴西诸国，在我国主要分布在广东和广西，以广东的广州、佛山、肇庆为主产区。肇庆产的剑花有人工栽培和野生两种，尤以七星岩野生剑花为上品，它生长在石壁和石缝中，风味独特，被誉为"七星剑花"。剑花味甘性凉，有清热润肺、止咳化痰、解毒消肿的功效。《岭南采药录》载其："止气痛，理痰火咳嗽，和猪肉煎汤服之。"现代研究表明，剑花含有13种游离氨基酸，其中5种为人体必需氨基酸，还有较丰富的钙、磷等常量元素，及铁、锰、锌、铜等微量元素。制作一款剑花香菇煲排骨，可清热润肺。

原料：剑花干品30克、排骨250克、干香菇20克、砂仁1个。

制作：①将剑花干品洗净后用清水浸软，撕开成条状。干香菇洗净、泡发、切丁。砂仁洗净。排骨切成小段，洗净，在滚烫开水中焯一下，去血沫。②将排骨放入锅内，加适量清水，大火煲沸，撇去浮沫，放入剑花、香菇，小火慢煲2小时。③放入砂仁焖约10分钟，加精盐调味即可。

用法：佐餐食用。

功效：清热润肺、健脾壮骨。

按语：剑花是广东人常用来煲汤的原料，用它煲出的汤清甜滑口，清热滋阴不上火，适合炎热夏季或体内燥热者饮用，素有痰火咳嗽者尤为适宜。猪排骨以形补形，能益髓健骨，老人和小孩可多吃。香菇扶正补虚、健脾开胃；砂仁化湿开胃、行气宽中，两者共用能调理脾胃，促进消化，也令此汤不觉油腻，鲜香爽口。

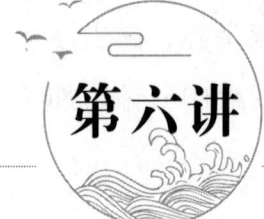

第六讲　五果为助

　　果品一般分为鲜果、干果及坚果三大类。"五果为助"（《黄帝内经·素问·脏气法时论》），果品味道以酸甜为主，多具补虚、生津除烦、止咳化痰、开胃消食、润肠通便等作用。

第一节　鲜果

　　常用果品（鲜果）一览，见表6.1。

表6.1　常用鲜果

名称	性味	功效	应用
梨	甘、微酸，凉	清肺化痰、生津止渴	①肺热燥咳。以梨1颗，刺作50孔，每孔内以椒1粒，以面裹，于热灰中煨令熟，出，停冷，去椒食之，治咳嗽。②热病口渴。雪梨浆。 注意：脾胃虚寒者慎食
桃	甘、酸，温	生津、润肠、活血、消积	①津少口渴。鲜桃（去皮）3个、冰糖30克，隔水炖烂，去核食之，每日1次，治劳嗽咳喘。②肠燥便秘。食鲜品，或配伍蜂蜜。③小儿疮肿。捣烂，以醋和涂之

（续表）

名称	性味	功效	应用
橘	甘、酸，平	润肺生津、理气和胃	①肺燥咳嗽、咳痰不爽。鲜品连络食用。②胃气失和引起的食欲不振、呕逆。食鲜品，或连橘皮煎水食用
橙	酸，凉	和胃降逆、理气宽胸、消瘿、解鱼蟹毒	①恶心呕吐、脘腹胀闷。鲜品生食。②气滞胸闷。连皮水煎服。③瘿瘤、瘰疬、痰核。清肺胃之热，阻遏痰之生成。④和解鱼蟹之毒。与生姜配伍
柚	甘、酸，寒	消食、化痰、醒酒	①痰热咳嗽、痰稠色黄。鲜食或榨汁。②食积胀满、饮食不振、恶心呕吐。味甘益胃，酸可开胃消食。连皮水煎服
柠檬	酸、甘，凉	生津解暑、和胃安胎	①胃热伤津、口干舌燥、渴喜饮。切片泡水饮用。②恶心呕吐、妊娠恶阻。鲜品，加白糖渍1天，放锅内小火熬至快干时，拌少许白糖，随意食用。 注意：胃酸过多者宜少食
李子	酸、甘，凉	清热、生津、消积	①热病口渴。益胃阴而生津止渴，鲜食。②饮食积滞。生食
苹果	甘、酸，凉	益胃、生津、除烦、醒酒	①热病口渴、胃中灼热不适。鲜食。②脾虚脘腹闷胀、大便溏泄。苹果粉15克，每日2~3次，空腹冲服。③醒酒。鲜品榨汁

（续表）

名称	性味	功效	应用
葡萄	甘、酸，平	补气血、强筋骨、利小便	①气血虚弱。多用干品，气旺而生血。②口干舌燥。绞汁，文火熬稠，调入蜂蜜，开水融化温服。③淋证、小便涩痛。葡萄汁、生藕汁、生地黄汁等份，加蜂蜜，和匀，煎为饮料
草莓	甘、微酸，凉	清热止渴、健胃消食	①热病口渴。鲜品生食。②食欲不振、脘腹闷胀。生食或干品泡水饮用
山楂	酸、甘，微温	消食积、散瘀滞	①饮食积滞、脘腹胀满。消肉食和油腻食积。②产后血瘀引起的恶露不尽、少腹疼痛。③泄泻痢疾。鲜山楂（去皮核）、山药各等份，加适量白糖，调匀后蒸熟，压制成山楂饼。④疝气或睾丸肿痛。煎汤饮用。 注意：反酸者慎食
香蕉	甘，寒	清热、润肺、润肠、解毒	①肺热燥咳。加冰糖炖服。②习惯性便秘。鲜品生食
荔枝	甘、微酸，温	养血健脾、润肤养颜	①脾虚泄泻。干果7枚、大枣5枚，水煎服。②面色少华、肌肤干燥或头晕目眩。干品煮水。 注意：阳气盛者不宜多食
龙眼	甘，温	补心脾、益气血、安心神	①心脾两虚引起的不思饮食、心慌心悸、失眠健忘。②气血不足导致的面色萎黄少华、倦怠乏力或月经不调
猕猴桃	甘、酸，微凉	解热、止渴、健胃、通淋	①烦热口渴或消渴。生食。②饮食无味、胃脘闷胀。生食或干品水煎服。③水肿或小便淋漓涩痛。水煎服

（续表）

名称	性味	功效	应用
西瓜	甘，微寒	清热除烦、解暑生津、利尿	①暑热引起的口渴烦热、小便短赤。生食。"天生白虎汤"。②水肿、小便不利。西瓜开孔，灌入捣烂的紫皮大蒜2头，蒸熟后，服汁。③心火上炎导致的口疮。多制成西瓜霜用。注意：脾胃虚寒者不宜多食
甘蔗	甘，寒	清热生津、润燥和中、解毒	①热病口渴、反胃呕哕。鲜品咀嚼咽汁或捣汁饮。②阴虚肺燥、干咳痰少。捣烂绞汁，频频服用

第二节 干果

常用果品（干果）一览，见表6.2。

表6.2 常用干果

名称	性味	功效	应用
大枣	甘，温	补脾胃、益气血、安心神、调营卫、和药性	①脾虚证。大枣14枚、茯神15克、粟米60克煮粥。②心慌心悸、失眠多梦。大枣20枚、葱白若干，水煎去渣顿服
栗子	甘、微咸，平	益气健脾、补肾强筋、活血消肿、止血	①脾肾阳虚泄泻。煨熟食之。②腰膝酸痛、下肢软弱。栗子风干，每日空心食7枚，再食猪肾粥。注意：凡食积气滞者不宜多食

（续表）

名称	性味	功效	应用
花生	甘，平	健脾养胃、润肺化痰	①脾虚食少、反胃不舒。水煮食之。②肺燥咳嗽。文火煎汤调服。③产后乳汁量少。炖猪蹄，适量食之
核桃仁	甘、涩，温	补肾益精、温肺定喘、润肠通便	①用于肾阳不足，腰脚疼痛、小便频数。以核桃仁100克，洗净捣碎，浸泡于白酒中2周左右。②用于肺肾两虚，久咳痰喘。以核桃仁3颗、生姜2片同嚼。③用于肠燥便秘。核桃仁15克与米同煮粥。④润肤、乌发、益智
黑芝麻	甘，平	补益肝肾、养血益精、润肠通便	①肝肾不足引起的头晕耳鸣、腰膝酸软。桑麻丸。②产妇乳汁不足。炒研，入盐少许食之。③肠燥便秘。与粳米煮粥食用。④润肤、乌发

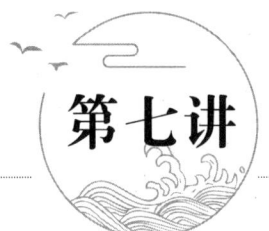

第七讲 气味调和

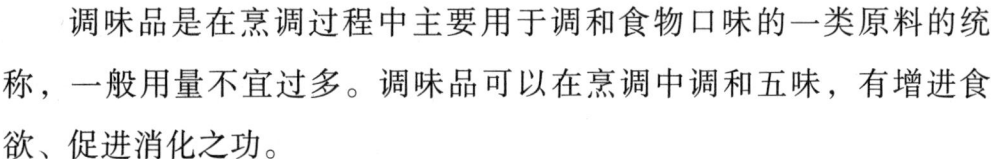

调味品是在烹调过程中主要用于调和食物口味的一类原料的统称，一般用量不宜过多。调味品可以在烹调中调和五味，有增进食欲、促进消化之功。

常用调味品一览，见表7.1。

表7.1　常用调味品

名称	性味	功效	应用
蜂蜜	甘，平	调补脾胃、缓急止痛、润肺止咳、润肠通便、润肤生肌、解毒	①肺虚久咳、燥咳。温水兑服，单用有效。②慢性便秘。生用可通利大肠，睡前冲服。亦可将芝麻蒸熟捣泥，搅入蜂蜜，热开水冲化服食。③风疹、风癣、疔疮肿毒。④气血虚弱之皮肤枯槁、毛发不荣
白糖	甘，平	和中缓急、生津润燥	①肺燥咳嗽。单用兑水，或同大枣、芝麻等做丸，饭后咽服。②脾胃虚弱、脘腹隐痛。与酒同煮浓煎后服用，治腹中拘急。亦可用沸水化为浓汤服用
冰糖	甘，平	健脾和胃、润肺止咳	①肺燥咳嗽。与梨煮水喝。②噤口痢。与乌梅相配，浓煎频频小口呷饮

（续表）

名称	性味	功效	应用
盐	咸，寒	涌吐、清火、凉血、解毒、软坚、杀虫、止痒	①食多不消、心腹坚满疼痛。②阳脱虚证。炒热，熨脐下气海，引火归原。③大便秘结。空腹服淡盐温水。④引药入肾。送服补肾药，做引经之用。 注意：水肿者忌用
醋	酸、甘，温	散瘀消积、止血、安蛔、解毒	①饮食积滞或食欲不振。用温水稀释后服用。生姜捣烂，与醋调食。②吐血、便血或衄血。单服或凉拌马齿苋、马兰头。③癥瘕积聚。重用米醋炮制活血祛瘀、软坚散结之品。④蛔虫病
酒	辛、甘、苦，温	通血脉、御寒气、行药势	①胸痹、胸部隐痛或胸背彻痛。瓜蒌薤白白酒汤。②阴寒内盛证。小量温服。③风疹、疔疮肿毒。蜂蜜少许，和酒服食，治妇人遍身风疮作痒。④风虫牙痛。烧酒浸花椒，频频含漱。 注意：阴虚、失血及湿热者忌服
葱	辛，温	发表、通阳、解毒、杀虫	①用于风寒外感导致的发热恶寒、无汗。常与淡豆豉配伍。②用于阴寒内盛的四肢厥逆。③外用于疔疮痈肿

（续表）

名称	性味	功效	应用
生姜	辛，温	发汗解表、温中止呕、温肺止咳	①用于外感风寒表证。本品能发汗解表，但作用较弱，多用于外感风寒轻证，可单煎配红糖服，或配葱白煎服；重者，则入辛温解表剂中，以增强发汗解表之力，如桂枝汤。②用于多种呕吐证。本品善温胃散寒、和中降逆以止呕，为止呕良药，适用于多种呕吐。尤宜治胃寒呕吐，常与半夏同用，如小半夏汤；若治热证呕吐，可配伍竹茹、黄连等清胃止呕药。③用于风寒咳嗽。本品能温肺散寒、化脓止咳，常与杏仁、紫苏、陈皮、半夏等温肺化痰止咳药同用，如杏苏二陈汤。此外，生姜具有健胃消食和解毒作用，用于脾胃虚弱，食欲不振之轻证；误食生半夏、生南星的喉舌发麻者，食鱼蟹中毒吐污者，可用生姜汁冲服或煎汤内服
大蒜	辛，温	温中行滞、解毒、杀虫	①脾胃虚寒所致脘腹冷痛。②顿咳或肺痨咯血。大蒜15克、红糖6克、生姜少许，水煎服。③痢疾泄泻、大便赤白或肠风下血。④疔疮痈肿或钩虫病、蛲虫病及带下阴痒。⑤降血脂、抑制癌肿等

（续表）

名称	性味	功效	应用
胡椒	辛，热	温中散寒、下气止痛、止泻、开胃、解毒	①呕吐、反胃。醋浸晒干，反复多次，碾末醋糊为丸。②风虫牙痛。散寒止痛。③胃寒腹痛。研粉，以酒送服或煎服
小茴香	辛，温	温肾暖肝、行气止痛、和胃	①寒疝腹痛。本品合山楂为散，盐、酒调食。②肾虚腰痛。与猪肾合用。③肾阳不足，夜尿频多。加盐少许炒后研为细末，临睡用糯米饭蘸食，温酒送下

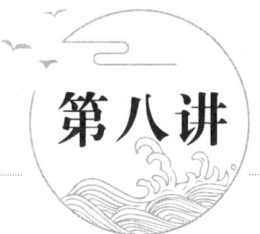

第八讲　三因制宜

"三因制宜"是中医食养食疗的重要原则。

1. 因时制宜

食物的摄入本身就是自然界对人体内环境的一种直接干预，是保持人体内外环境相对统一的重要因素。正确运用不同性能的食物可以使人体顺应气候变化，保持内外环境的稳定，如夏季应多食西瓜、绿豆等，秋季应多食梨等，冬季应多食羊肉等。

2. 因地制宜

我国地域广阔、物产丰富，但人们生活的地理位置和生态环境差别较大，故其生活环境和饮食结构不尽相同。地域性对食物疗效有重要影响，亦是使人体顺应不同地理环境的重要条件，如东南沿海地区潮湿温暖，宜食清淡、长于除湿的食物；西北高原地区寒冷干燥，宜食性温热、长于散寒润燥的食物。

3. 因人制宜

人体的生理病理状况，随着年龄的变化和性别、体质的不同而有明显区别，若根据个人的不同年龄、性别、体质，有选择性地摄入食物，就可能起到防病治病、保持健康的作用。儿童身体娇嫩，为稚阴稚阳之体，宜选用性质平和、易于消化，又能健脾开胃的食物，而应慎食滋腻峻补之品；老年人气血阴阳渐趋虚弱，身体各部分功能亦较低下，故宜选用具有补益作用的食物，凡过于寒凉或温热及难以消化的食物均应慎用。男性在生理上因消耗体力过多，应注意阳气的守护，宜多食补气助阳的食物；女性则有经、孕、产、乳等特殊生理时期，容易伤血，故宜食清凉、阴柔、补血之品。阳虚者，宜食温热补益之品；阴虚者，宜食养阴补血之品；气虚易患感冒者，宜食补气之品；湿热较甚者，宜食清淡渗利之品。总之，充分利用食物的各种性能，调节和稳定人体的内环境，使之与自然环境相适应，方能保持健康，祛病延年。

第一节　因时食养

什么是因时食养？即是指按照时令节气的阴阳变化规律、调整饮食以养生的方法。这是"天人相应，顺应自然"养生原则的具体体现，也是食养食疗的一大特色。

《黄帝内经·素问·四气调神大论》曰："夫四时阴阳者，万物之根本也。所以圣人春夏养阳，秋冬养阴。"

·春季食养·

一、春季气候特点

（1）阳气生发，万物复苏。春季饮食及生活安排须顺应阴退阳长的"天时"，注意调动体内阳气，使之不断充沛、逐渐旺盛。

（2）多风。《黄帝内经》云："风者，百病之长也。"

二、春季养生四原则

1．日常生活

春季是冷暖更替的季节，人要顺应气候的变化调整衣着。（春捂）

2．调摄情志

中医学认为"春应在肝"，所以春天的一个重要养生原则是注意肝脏的保养。（怒伤肝）

3．合理运动

春季阳气上升，万物生发，人也要活动，舒展筋骨，以适应春阳生发之气。（户外运动、踏青）

4．预防疾病

春季老年病容易发作，很多传染病容易流行，需要特别提防和注意。

三、食养原则

1．助阳升发

凡具有温热之性、辛味食物多有升发阳气的作用，如《本草纲目》提倡春季食韭、葱、蒜、蒿、芥等辛味之菜。

注意：春为少阳之时，只宜助阳，不宜大温大热，故羊肉之属不宜。

2．减酸益甘

酸味收敛，春季应少食酸味食物，以免影响阳气升发。酸味入肝，肝旺克脾土，影响脾胃对饮食的消化和吸收。

唐代孙思邈云："春日宜省酸增甘，以养脾气。"

3．温凉适宜

早春饮食宜微于辛温，如葱、姜、韭、蒿、芫荽等。晚春饮食宜微于清凉，如绿茶、芹菜等。

4．适补营养

春季阳气升发，人体活动日趋活跃，适当食用健脾益胃食物，如鱼肉、鸡肉、鸡蛋等，以促进气血生化。

5．多进时蔬

春季多进应季绿色时蔬，有助于疏肝养气。如菠菜、芹菜、蕨菜、荠菜、马兰头等；另外木耳、香菇、蘑菇等食用菌类亦可健脾益胃、扶助元气。

四、应用举例

1．荠菜粥（《本草纲目》）

组成：荠菜叶50克、粳米100克。

制法：将荠菜叶洗净切碎，与淘洗干净的粳米一同放入锅内，加适量的水，煮成粥。

功效：利肝明目、健脾和胃。

按语：荠菜性味甘、平，据《本草纲目》记载，具有"利肝和中"的功效。荠菜冬至后生苗，二三月可食用，是春季的应季野菜，适于在春季食用，有助于肝气的升发、条达，同时又可健运脾土，防止肝木升发太过克制脾土而出现食欲减退等。

《本草纲目·谷部》云："荠菜粥明目利肝。"

2．蓬蒿饼（《遵生八笺》）

组成：蓬蒿100克，面粉、盐适量。

制法：将蓬蒿洗净，切碎，加适量盐、油稍腌，和粉做饼，加油少许烤熟即可。

功效：健脾益胃、养心安神。

按语：方名为后补。蓬蒿，即茼蒿，又名菊花菜，性味辛甘、平，可宽中理气、消食开胃、养心安神。《备急千金要方》中首见其名，可"安心气，养脾胃，消痰饮"。适于春季食用。

明代高濂《遵生八笺·饮馔服食篇》云："蓬蒿采嫩头，二三月中方盛，取来洗净，加盐少腌，和粉作饼，油炸，香美可食。"

3．椿菜拌豆腐（《调鼎集》）

组成：香椿芽100克、豆腐200克。

制法：将豆腐切小丁，香椿芽洗净，沸水稍焯，切碎，与豆腐丁一起加盐、酱油、麻油等调味品拌匀即可。

功效：祛风解毒、健胃理气。

按语：出自《调鼎集》（清·佚名）卷七"香椿"。椿菜，即香椿，每年春季谷雨前后香椿树所发的嫩芽，其性味辛苦、温，《生生编》中记载香椿"嫩芽瀹食，消风祛毒"。豆腐性味甘咸、寒，《食鉴本草》中言其可"宽中益气，和脾胃，消胀满，下大肠浊气"。性温的香椿芽与性寒的豆腐搭配，使菜肴的性味趋于平和，是春季的时令名品。

4．大枣枸杞糯米粥

组成：大枣100克、糯米100克、枸杞子30克。

制法：将大枣、糯米、枸杞子淘净后入水、熬煮40分钟即成。

功效：健脾和胃、补益气血。

按语：适合脾胃虚弱、气血虚少的患者食用。以晚饭食用为宜。

5．胡萝卜菠菜粥

组成：胡萝卜1~2根（按个人喜好定），粳米100克，菠菜、植物油、葱花、姜末少许。

制法：先将胡萝卜洗净切成细丝，沸水稍微煮过后，与植物油、葱花、姜末等一起炒后待用。将100克粳米加水煮粥，快熟时，加入炒好的胡萝卜同煮。起锅时撒些熟菠菜。

功效：清热疏肝、润肠通便。

按语：适合春季火热上炎、皮肤干燥、大便秘结的患者食用。以晨起食用最佳。

6．春笋鸡汤

组成：土鸡500克、春笋250克、香菇50克。

制法：土鸡切成小块，放沸水里煮3分钟捞起；春笋剥皮，切片，香菇用热水泡5分钟。砂锅中水烧开，放入土鸡煲10分钟，再放入春笋和香菇，加盐煲到鸡肉熟透。

功效：疏肝养胃、补益气血。

·夏季食养·

一、夏季气候特点

（1）阳气最盛，气候炎热而生机旺盛。暑热为阳邪，其性升散，易耗气伤津。

（2）湿为长夏之主气。湿热结合是夏季邪气的特点之一，湿伤阳，热伤阴，最需防范。

二、夏季养生四原则

1．日常生活

劳逸结合，保证睡眠。夏季饮食宜清淡、卫生，忌过贪生冷和油腻。

2．调摄情志

夏季闷热，容易使人烦躁，保持精神上的自我宁静很重要。（心静自然凉）

3．合理运动

早晚时间适合运动，避免运动量过大。（太极拳、散步）

4．预防疾病

夏季炎热潮湿，须防风湿暑湿。夏季酷暑熏蒸，人体多汗，须防止中暑和耗气伤津。

三、食养原则

1．饮食清淡

如果过食肥甘油腻、大补之物，则致困胃伤脾，影响营养消化吸收，有损健康。

2．多吃酸苦

苦味食物，既能清泄暑热，又可燥湿健脾，增进食欲。

3．少食生冷

生冷食物是寒性食物，寒与湿互结，就会使脾损胃耗，导致泄泻、腹痛之症发生。

4．长夏化湿

长夏可常吃能健脾、利水渗湿的食物，脾健而升降运化功能恢复，便可以行其水湿。

5．饮食卫生

要把好"病从口入"这一关，预防细菌性痢疾等夏季常见肠道传染病；另外多食大蒜也能够起到较好的杀菌效果。

四、应用举例

1. 苦荬粥（《粥谱》）

组成：苦荬50克、粳米50克。

制法：将苦荬去根，洗净，切碎；粳米淘净，加适量清水煮粥，粥沸后，加入苦荬，熟后即可。

功效：清热解暑、益心除烦。

按语：苦荬，即苦菜，性味苦、寒，《洞天保生经》曰"夏三月宜食苦荬，能益心，和血通气"。配粳米煮粥，既可发挥清解暑热的功效，又可防止苦寒太过损伤脾胃。

2. 绿豆汤（《遵生八笺》）

组成：绿豆100克。

制法：将绿豆淘净下锅，加水，大火滚，水沸即可。

功效：清热解暑、生津止渴。

按语：绿豆，性味甘、寒，可清热解毒、生津止渴。《开宝本草》中载其煮食可"消肿下气，压热解毒"；《饮膳正要》记载其可"主丹毒，风疹，烦热"，适用于夏季预防中暑、热病烦渴等热证，另还可用于食物中毒、药物中毒及农药中毒等。

明代高濂《遵生八笺·饮馔服食笺》云："绿豆汤将绿豆淘净下锅，加水，大火一滚，取汤停冷，色碧，食之解暑。如多滚则色浊，不堪食矣。"

3. 冬瓜薏米水鸭汤

组成：老冬瓜1块（约800克，最好是冬瓜蒂那部分），水鸭1只，薏苡仁30克，扁豆、干莲蓬、灯心草各适量。

制法：冬瓜连皮切成两只普通麻将大小的方块，其他材料洗干净；上述材料放到锅里加水，大火把水烧开后收小火，煲2小时，加盐，即成。

功效：利尿消肿、清热消毒。

4．荷叶冬瓜汤

组成：鲜荷叶1张，鲜冬瓜500克，油、盐适量。

制法：将荷叶洗净、剪碎；冬瓜连皮、切块，然后同放入煲内，加清水适量煲汤，熟后加油、盐调味，喝汤食冬瓜。

功效：利尿祛湿、清热消毒、生津止渴。

5．莲子猪心汤

组成：猪心100克、莲子50克；辅以红枣10克、龙眼肉10克。

制法：将猪心洗净，除去血管内的积血、切成小块；莲子去芯；红枣、龙眼肉洗净。锅里放植物油烧热，将葱姜爆香，加酱油、盐及清水，放入猪心、莲子、龙眼肉、红枣，武火烧沸，文火煮至莲子酥软。出锅前放入味精、香油。

功效：补益心脾、养血安神。

按语：汤中猪心性味甘咸、平，有补血养心安神的作用，亦常为补心药的引导，《增补食物本草备考》说猪"补血不足""治惊邪忧患"，故常用于治疗虚心火悸等。汤中莲子健脾胃、养心神，《神农本草经》谓其"主补中养神"。本品含有丰富的蛋白质、脂肪、钙、磷、铁及多种维生素。

6．车前草猪小肚汤

组成：新鲜车前草80克（鲜品农贸市场有售；若用干品为20～30克，中药店有售）、猪小肚200克、生姜3～4片。

制法：车前草洗净浸泡；猪小肚冲净，用食盐或生粉反复洗净，至无异味，切为小块状。与生姜一起放进瓦煲内加入清水3 000毫升，武火煲沸后改为文火煲约3小时，调入适量盐、油便可。此量可供3～4人用。

功效：清热祛湿、明目祛痰。

按语：车前草性寒味甘，能清热祛湿、明目祛痰。《药性论》记载其能"治血尿""明目，利小便"。《滇南本草》记载它"清胃热、利小便、消肿"。猪小肚即为猪膀胱，性平、味甘咸，入膀胱经，有补益的作用。在此汤中可做引经药，同时能减轻车前草之寒凉削伐之性，使汤水清热而不寒峻，利湿而有补益。

·秋季食养·

一、秋季气候特点

（1）阳气渐收，阴气逐渐生长。保养体内阴气是秋季食养的首要任务。

（2）"燥胜则干"，燥邪易伤人体津液。

（3）早秋——温燥；晚秋——凉燥。

二、秋季养生四原则

1．日常生活

起居饮食要防燥。秋燥容易伤肺，肺属金，在形体上表现为气，秋天宜收敛神气，润养肺气。秋季是由热到寒的过渡季节，衣服不必添加过快，以增强耐寒能力。

2．调摄情志

保持情绪稳定，创造好心情。

3．合理运动

适宜运动。（旅游、登山等）

4．预防疾病

预防呼吸道、消化道疾病，预防皮肤干燥。

三、食养原则

1．甘润养肺

"燥则濡之"，秋天食养应选择甘润养肺、滋阴润燥类食品，既不可过热，又不能太凉，总以不伤阳、不耗阳为度。

2．少辛增酸

一是适当多吃能够滋阴润燥的食物，如芝麻、核桃、蜂蜜、雪梨、甘蔗、柿子、香蕉、荸荠、橄榄、百合、银耳、萝卜、甲鱼、乌骨鸡、鸭蛋、豆浆、乳品等；二是酸甘化阴，宜进食带有酸味的食物，如葡萄、石榴、苹果、芒果、杨桃、柚子、猕猴桃、柠檬、山楂等。另外，应少吃辛辣的食物，尤忌大辛大热之品，以防助"燥"为虐，化热生火，加重秋燥。

3．多吃粥食

将润燥之品与粳米或糯米同煮，既可补充营养，又能增液除燥。在秋季多食粥，有助于养阴润燥、生津液。

4．调适寒温

早秋多温燥，饮食不可太过温热；晚秋多凉燥，饮食不宜太过寒凉。根据"秋宜平补"的原则，宜选择一些性质平和的食物，如鱼、瘦肉、禽蛋、奶制品、豆类，以及山药、红枣、莲子等。

5．兼顾脾肾

为预防冬季多发的咳喘之类呼吸系统疾病，除选食具有补肺益气功效的食物外，还可适当食用健脾益胃，温肾固阳的食物，以抵御严寒。

四、应用举例

1．莲藕柿霜汁（《医学衷中参西录》）

组成：莲藕500克、柿霜25克。

制法：将莲藕洗净，切细丝，加适量清水，煎取浓汁一大碗；将柿霜溶于其中。

功效：润肺止咳。

按语：方名为后补。莲藕性味甘平，《本草纲目》言其可主"心脾血分之疾"，列其可治"时气烦渴""霍乱烦渴""上焦痰热"等证，表明莲藕之生津除烦之效。柿霜性味甘平，《本草纲目》记载其可"清上焦心肺热，生津止渴，化痰宁嗽"。故以柿霜溶于莲藕汁可起到清肺、润肺止咳之效。

2．海参木耳羹（《本草纲目拾遗》）

组成：新鲜海参（或水发海参）100克、木耳15克、猪大肠250克。

制法：先将木耳用清水浸开，洗净切丝；海参洗净，切丝；猪大肠洗净切小段。将上料放入锅中，加适量清水，武火煮沸后，转文火煲2小时左右，至熟烂，加盐调味即可。

功效：滋阴养血、润燥通便。

按语：海参性味甘咸、温，《随息居饮食谱》中言其可"滋肾，补血，健阳，润燥"等；木耳性味甘平，补气、活血。《药性赋》中称其可"主治诸血"，能够"润燥利肠兼益气"。猪大肠性味甘、微寒，《本草纲目》记其可"润肠治燥，调血痢脏毒"。以此三物为羹，共奏滋阴、润燥之效，适于秋燥伤津所产生的各种燥症。

3．芝麻百合粥

组成：芝麻50克、百合40克、粳米50克。

制法：将芝麻、粳米洗净，放入陶罐内，注入清水先煮30分钟，后放百合，再煮10分钟即成。

功效：滋阴润燥。

4.百合蛤蜊

组成：鲜蛤蜊肉200克、百合100克。

制法：鲜蛤蜊肉用温水洗净晾干（干品需浸泡），加料酒、醋拌和后取出，与百合100克入油锅中爆炒，再下姜、葱、高汤。也可将蛤蜊肉、百合（后下）煮汤而食。

功效：滋阴，清虚劳之热。

5.百合莲子瘦肉汤

组成：干莲子50克、百合20克、瘦肉100克、高汤600毫升、枸杞子适量。

制法：瘦肉切薄片、百合洗净掰成小片；瘦肉片用淀粉、食用油抓匀腌制15分钟；砂锅中放入高汤、姜片、去芯莲子烧开后转小火煮到莲子软熟；放入瘦肉大火煮5分钟，加百合再煮2分钟，撒上枸杞子、加盐调味，关火。

功效：滋阴养肺、安神健脾。

6.沙参玉竹水鸭汤

组成：北沙参30克、玉竹30克、鲜活水鸭1只（300～500克）、食盐少许。

制法：将水鸭剖杀去除毛及内脏，洗净砍成粗件备用。然后将已准备好的汤料同放入汤煲内，加适量清水煲汤，慢火煲1.5小时。

功效：滋阴润肺、养胃生津。

·冬季食养·

一、冬季气候特点

寒气主令，阳气潜伏，最易伤人体阳气。特别是年老体弱、阳气虚者更易受到寒邪损伤。故在冬季需注意防寒保暖，保护阳气。

二、冬季养生四原则

1．日常生活

冬季的主气是寒，须保暖防寒。保证睡眠，早睡晚起。注意补充维生素，不宜食用过咸的食物。节制房事。冬季宜食高热量、味浓厚之物，以利驱寒生热、健脾补肾、滋养阴精。

2．调摄情志

冬季应多晒太阳，保持心情开朗。保持安静的精神状态。

3．合理运动

立足实际，适量运动，贵在坚持。适当减少户外运动。

4．预防疾病

寒冬万物都是趋于闭藏的状态，人体功能也处于低潮，心脉肺气衰弱，心脑血管疾病容易发作或加重，需要特别注意。

三、食养原则

1．冬季进补

人体肾应冬时之气，"主封藏"，冬季饮食应注重养肾，以助肾藏精气。因此，在冬季可以适当食用具有温补作用的食物，如羊肉、牛肉、鸡肉、海参、虾、韭菜、糯米、桂圆等，以保护好体内阳气不致过度耗散。但要注意不可一味温补，冬季燥热之品食用过多，也有伤阴之弊，亦可选择一些性质较为平和的食物，如鲍鱼、黑豆、木耳、山药、大枣、黑芝麻、莲子、芡实等，具有滋阴补肾、益精填髓之效，也有很好的补益作用。

2．不忘养阴

《黄帝内经》有云"秋冬养阴"，冬季阳气潜藏于内，阴之为盛，人们的饮食多以温热为主，以助散寒。但若过食温热，亦会煎熬阴液，造成阴阳失衡而致疾病丛生，故冬季在温补之余，不忘养阴，可适当食用甲鱼、鸭肉、猪肉等。

3．减咸增苦

冬季为肾经当令之时，肾水太旺易克心火，咸入肾，苦入心，因此，为防止心火不足，在冬季应减咸增苦，正如《遵生八笺》中所言："冬月肾水味咸，恐水克火，故宜养心。"另外，苦味食物性质多偏凉，亦可制约冬季饮食中的温燥之性，防止"上火"。

4．少食生冷

冬季不宜食生冷寒凉之物。生冷食物多具滑利之性，冬天气候寒冷，如果过食寒凉生冷食物，必然会损伤脾肾之阳，造成中气下陷，形寒肢冷，下利清谷，有损肾之藏精作用，甚或出现一些其他病症，所以，冬季应少吃寒凉及生冷的食物。

四、应用举例

1．羊肉山药粥（《遵生八笺》）

组成：羊肉50克、山药末50克、粳米100克。

制法：将羊肉洗净，捣烂，加山药末、粳米一同煮粥，熟后加盐少许调味。

功效：温阳补虚、固精止泻。

按语：羊肉性味甘、温，可健脾温胃、温肾助阳。山药性味甘、平，《神农本草经》言其可"补虚羸，除寒热邪气，补中，益气力"，《本草纲目》言其可"益肾气，健脾胃，止泻痢"。以二者共为粥，可共奏温补肺脾肾之效，甚补下元，可固精止泻，顺应冬季主藏精。

《遵生八笺》云："山药粥用羊肉四两烂捣，入山药末一合，加盐少许，粳米三合，煮粥食之。治虚劳骨蒸。"

2. 炒虾（《随园食单》）

组成：鲜虾500克、冬腌芥菜50克。

制法：将鲜虾洗净，以姜丝、酱油少许稍煨，与冬腌芥菜下油锅同炒，至虾变红色，加盐调味即可。

功效：益气助阳、养血固精。

按语：虾性味甘咸、温，《本草纲目》言其"法制，壮阳道；煮汁，吐风痰"，《随息居饮食谱》记载其可"通督壮阳，吐风痰，下乳汁，补胃气"。冬芥菜，又名雪里红蕻，性味辛、温，《名医别录》记载芥菜可"除肾经邪气，利九窍，明耳目，安中"，并言"放鱼羹中极鲜"，故以腌冬芥菜炒虾既可以提升虾的鲜味，二者又可相互为用，发挥益气助阳之功效。

清代袁枚《随园食单》云："炒虾照炒鱼法，可用韭配。或加冬腌芥菜，则不可用韭矣。"

3. 茶树菇土鸡汤

组成：土鸡半只、茶树菇150克、姜1块、黄酒15毫升、盐3克。

制法：干茶树菇洗净，用温水泡开；鸡洗净，剁成块，汆水后冲净；鸡块放入砂锅中，倒入适量水；放入姜片，煮开后倒入少许黄酒，放入泡好的茶树菇小火煲至肉烂。最后加盐调味。

功效：温中益气、美容保健。

4. 牛肉火锅

组成：精牛肉1 000克，白萝卜400克，鸡骨800克。佐以料酒10克、胡椒粉10克、香油100克、生姜10克、桂皮10克、盐25克。

功效：补脾益肾、益气和血。

5．五指毛桃猪骨汤

组成：五指毛桃、土茯苓、猪骨适量。

制法：五指毛桃、土茯苓洗净，稍浸泡。猪脊骨斩块，洗净，氽水捞起。煮沸清水，放入所有材料，武火煮20分钟，转文火煲1.5小时，下盐调味即可饮用。

功效：清热祛湿、清肝润肺。

按语：煲五指毛桃汤，常可配薏苡仁、土茯苓、山药、眉豆、牛大力等药材，再加鸡脚、猪骨等肉类，是祛湿痹、健筋骨的调理佳品。

第二节　因人食养

什么是因人食养？是指根据个人年龄、性别、职业、生活习惯等的不同特点，有针对性地选择相应的饮食来调养身体的养生方法。

·因龄食养·

人体各自特征不同，即使同一个人在不同的年龄阶段身体状况亦有所不同。

一、老人食养

（一）老年人有何生理特点

1．脏腑亏虚

衰老与五脏亏虚密切相关。

2．阴阳虚衰

体内阴阳平衡失调，无论是阳气不足，或是阴精减耗，都会加速衰老，减其寿命。

3．精气神耗

精、气、神有为人之"三宝"之说。历代医家与养生家，都反复强调精气神亏耗与衰老的因果关系。

（二）食养原则

1．饮食多样

老年人饮食宜保持多样化，《保生要录》中说："凡所好之物，不可偏耽，耽则伤而生痰；所恶之物，不可全弃，弃则脏气不均。"

2．饮食清淡

老年人的饮食要清淡，多吃蔬菜水果。少食过咸及肥甘厚味之品，如肥肉、动物的内脏、甜食等。

《医论》言老年人饮食宜"去肥浓，节酸咸"。

3．温热熟软

老年人宜适温而食，既不要过热，也不应过凉。过食温热易损伤食管及胃黏膜，诱发癌症；过食生冷可伤及脾胃阳气，引起疾病。

老年人宜多吃易消化熟食，如各种粥类，《老老恒言》中称"粥能益人，老年尤宜"。而不可多吃生食、质硬及一切有刺激性的食物。

《养老奉亲书》言："大抵老人之食，宜温热熟软，忌其粘硬生冷。"

4．少食多餐

老年人饮食以少为益，有助于脾胃运化。《抱朴子》云："食欲数而少，不欲顿而多。"

（三）应用举例

1．人造乳（《医学碎金录》）

组成：黄豆30克、花生15克、甜杏仁10克。

制法：将黄豆、花生、甜杏仁洗净，放至豆浆机中，加适量清水，打成浆液。

功效：健脾益胃、润肺止咳。

按语：黄豆性味甘、平，可健脾益胃，营养价值很高。花生性味甘、平，可健脾和胃、润肺化痰。甜杏仁性味甘、平，可润肺下气。本方可起到健脾益胃、润肺之效，适于老年人日常饮用。

近代沈仲圭《医学碎金录》云："牛乳为优良之滋养品，病后饮之尤宜。惜多不纯品，且易于腐败。余拟以黄豆四钱，落花生、甜杏仁各三钱，照制豆浆法制成浆液，名曰人造乳。清晨煮饮，补身之力不亚牛乳，且润肺化痰，降气止咳，对于咳嗽、肺病、胃病、虚弱等症，更为有益。"

2．牛乳膏（《寿世传真》）

组成：牛奶1 000克、山药500克、甜杏仁500克。

制法：将山药、甜杏仁研为细粉，拌入牛奶，放入密闭的瓷罐内隔水小火慢炖。

功效：健脾润肺、养心益肾。

按语：本方可补益五脏之虚损，抗衰延年。

清代徐文弼《寿世传真·修养宜护持药物第八》言牛乳膏："牛乳（二斤）、淮山药一斤（研成粉）、杏仁一斤（滚水泡，去皮尖）。先将山药、杏仁细研成粉，拌入牛乳，用新瓷罐封固久煮。每日空心酒调服。牛乳补虚劳。山药，白入肺，甘入脾，补其不足，又益肾强阴，益心气，治健忘，化痰，止遗精泻痢。杏仁除风散寒，顺气行痰，润燥消积。"

3．神仙粥（《寿世保元》）

组成：山药500克、芡实50克、粳米50克。

制法：将山药蒸熟，去皮，捣泥；芡实煮熟，捣为末；将二者与粳米同入锅中，文火慢煮成粥。

功效：益气健脾、补虚止泄。

按语：可起到健脾、益肾，补益虚劳之效，是老年人日常平补之佳品。

明代龚廷贤《寿世保元》言神仙粥："山药蒸熟去皮，一斤。鸡头实半升，煮熟去壳。捣为末，入粳米半升，慢火煮成粥。空心食之，或入韭子末二三两在内尤妙。食粥后，用好热酒饮一二杯妙。此粥善补虚劳，益气强志，壮元阳，止泄精，神妙。"

·体质食养·

一、什么是体质

体质，是由先天遗传和后天获得所形成的，人类个体在形态结构和功能活动方面所固有的、相对稳定的特性，与心理性格具有相关性。个体体质的不同，表现为在生理状态下对外界刺激的反应和适应上的某些差异性，以及发病过程中对某些致病因子的易感性和疾病发展的倾向性。所以，对体质的研究有助于分析疾病的发生和演变，为诊断和治疗疾病提供依据。

二、什么是体质食养

体质食养是指在中医理论指导下，根据不同体质采取相应的食养手段，实施有针对性的措施和方案，纠正体质偏颇，维持或恢复其阴阳平衡和五行协调，从而提高生命质量、强身防病的一种食养方法。

三、11种体质食养

（一）平和质食养

1．平和质特征

素来体态适中，面色红润有光泽，头发稠密有泽，精力充沛，性格开朗，情绪稳定，对自然环境、气候变化和社会环境适应能力强。是最理想的体质状态。

2．食养原则

（1）全面膳食。

（2）寒温适中。

（3）谨和五味。

以免影响体质的平衡状态，导致体质出现偏颇。平和质食养原则是各类体质人群共同遵循的食养总则。

3．应用举例

八宝豆腐（《随园食单》）

组成：豆腐250克，香菇丁、蘑菇丁、松子仁、瓜子仁、鸡丁、火腿丁、食盐、鸡汤各适量。

制法：豆腐切片，与上述各丁同入鸡汤，武火煮沸，加盐调味即可。

功效：益气健脾、养阴润燥。

按语：此方滋味鲜美，性质平和，适于长期食用，可健脾、润肺。

清代袁枚《随园食单》云："王太守八宝豆腐，用嫩片切粉碎，加香蕈屑、蘑菇屑、松子仁屑、瓜子仁屑、鸡屑、火腿屑，同入浓鸡汤中炒滚起锅。"

平和质（健康类）

面色红润记忆强

体态适中不疲倦

头发光泽眼有神

二便正常不失眠

（二）气虚质食养

1．气虚质特征

平素精神不振，语音低怯，少气乏力，体倦懒言，喜静少动，口淡，唇色、毛发少华，自汗，不耐风、寒、暑、湿，易患感冒及脏器下陷。

2．食养原则

（1）健脾益气。脾胃为气血生化之源，五脏六腑之气赖之化生，故气虚质者宜健脾益气、养护后天。食如粳米、大豆、牛肉等。

（2）忌滋腻难化之品，以免阻滞脾胃运化。

（3）忌生冷、苦寒之品，以免损伤脾胃。

（4）忌破气耗气之品，如槟榔、芥菜、芜菁（大头菜）等。

3．应用举例

玉井饭（《山家清供》）

组成：莲藕100克、莲子（去芯）50克、粳米250克。

制作：莲藕洗净，去皮切块；莲子、粳米入锅中加适量水，武火煮沸，将莲藕放入锅中，与米煮成米饭，称玉井饭。

功效：健脾益气。

按语：方中莲藕味甘，性温，熟用可健脾益胃，《食疗本草》中谓莲藕"蒸食，甚补五脏，实下焦"。

宋代林洪《山家清供》云："削嫩白藕作块，采新莲子去皮、心，候饭少沸投之，如罨饭法。"

歌诀

气虚质（少气类）

气短气促疲倦身

懒言懒动头昏沉

甚者不动亦自汗

山药大枣配人参

（三）阳虚质食养

1．阳虚质特征

平素畏寒，手足欠温，面色萎白，喜热饮食；性格多沉静、内向，易患痰饮、肿胀、泄泻等病，感风、寒、湿邪，易从寒化，耐热不耐寒，耐夏不耐冬。

2．食养原则

（1）温补阳气。如羊肉、虾、龙眼肉、核桃仁、韭菜等。

（2）宜温热，忌生冷。如温水、温食，以免损伤阳气。即使在盛夏季节也不可贪恋冷食、冷饮。

3．应用举例

温拌淡菜（《太平御览》）

组成：干淡菜100克，葱、生姜、胡椒、花椒、酱油、醋、香油适量。

制法：淡菜泡发，洗净，放入锅内，加水、葱、姜、胡椒、花椒等。煮熟，起锅后装入盘中，以酱油、香油、醋调味即可。

功效：温阳益精、补益肝肾。

按语：淡菜，又名青口，味咸，可温精壮阳、补益肝肾。

🎵 歌诀 🎵

阳虚质（怕冷类）

怕冷怕风怕空调

手足不温睡通宵

生冷一吃便腹泻

韭菜虾仁姜猪腰

（四）血虚质食养

1．血虚质特征

平素面白少华，口唇爪甲淡白，视物昏花，皮肤干燥、瘙痒，头发干枯，大便燥结，肢体麻木不仁，失眠多梦，女性出现月经不调等。

性格多偏内向、沉静，易患神经衰弱、失眠及月经病等。

2．食养原则

（1）补血养血。如猪肝、羊肝、猪血、乌鸡、木耳、大枣、龙眼肉等。

（2）慎食辛辣。如大蒜、辣椒、胡椒等，辛散之物易动火伤血。

3．应用举例

鸡血汤（《清稗类钞》）

组成：鸡血250克，鸡汤、酱油各适量。

制法：鸡血洗净，切细丝，放入锅中加水适量，用鸡汤、酱油调味烧沸。

功效：养血活血。

按语：鸡血，味咸，性温，可补虚活血。

⬡ 歌诀 ⬡

血虚质（苍白类）

面色苍白舌质淡

口唇淡白手脚麻

头发干枯视力差

龙眼乌鸡首乌搭

（五）阴虚质食养

1．阴虚质特征

素体体形偏瘦，咽干口燥、两目干涩，唇红微干，毛发干枯，常畏热喜凉，大便干燥，手足心热，潮热盗汗，舌红少津。

性格偏于急躁，外向活泼，不耐暑、热、燥邪，感邪易从热化，易患干咳、消渴、不寐等病症。

2．食养原则

（1）滋阴润燥。以保养阴精为要务，如银耳、蜂蜜、甘蔗、甲鱼、乌贼等。

（2）少食辛辣。如葱、姜、蒜、韭菜等。

3．应用举例

煨甲鱼（《随园食单》）

组成：甲鱼1只，葱、姜、食盐、黄酒、植物油适量。

制法：甲鱼宰杀，洗净，沸水中焯一下，刮净黑皮，再放入沸水中煮5分钟，揭开硬盖，去除五脏，剁去爪尖，切块，沸水汆过；用黄酒适量煨1小时，加油少许，再煨1小时，调味即可。

功效：养阴补血、滋肝补肾。

按语：甲鱼为滋阴佳品，尤其鳖甲乃"厥阴肝经血分之药"。

歌诀

阴虚质（燥热类）

口燥咽干眼干涩

手足心热身烦躁

唇红颧红尿短赤

百合枸杞玉竹好

（六）痰湿质食养

1．痰湿质特征

素体肥胖，面部油脂分泌过多，多汗且黏，身重嗜睡，胸闷痰多，口黏腻或甜，舌胖苔滑腻。

性格温和、稳重，善于忍耐，易患中风、消渴、哮喘及心脑血管疾病。对潮湿环境适应力差。

2．食养原则

（1）健脾利湿、化痰祛湿。如白扁豆、薏苡仁等。

（2）多食甘淡、清淡之品。如豆类、瓜类、海带等。

（3）忌食膏粱厚味。如肥肉、奶油、蟹黄、奶酪等。

3．应用举例

冬瓜饼（《是斋百一选方》）

组成：冬瓜250克、大麦面500克、植物油适量。

制法：冬瓜洗净切碎榨汁，用冬瓜汁和大麦面，将面擀匀，做饼。

功效：健脾利水、清热解暑。

按语：冬瓜利水消肿、清热解暑；大麦，《新修本草》言其可"平胃止渴，消食疗胀满"。

痰湿质（多痰类）

痰多口黏咽中堵

形体肥胖身不舒

舌苔常腻胸胀闷

薏仁杏仁和瓜蒌

（七）湿热质食养

1．湿热质特征

平素经常口干口苦，身重困倦，易生痤疮，大便黏滞不爽，小便少黄，舌红苔黄腻。

易心烦急躁，易患疮疖、黄疸、热淋，男性易阴囊潮湿，女性易带下增多。对长夏湿热气候，湿重、气温偏热环境较难适应。

2．食养原则

（1）清热祛湿。如赤小豆、莲子、薏苡仁、黄瓜、冬瓜、芹菜等。

（2）忌肥甘厚味。如烈酒、奶油、动物内脏、羊肉等。

（3）少食生冷之品。如雪糕、冷冻饮料等，易化痰生湿。

（4）少食辛辣之品。如葱、姜、蒜、韭菜、辣椒等。

3．应用举例

丝瓜叶粥（《老老恒言》）

组成：丝瓜叶100克、粳米100克。

制法：丝瓜叶擦去细毛，用姜汁洗净；先将粳米放入锅中，武火煮沸，入丝瓜叶，文火煮至粥成。

功效：清热除烦、凉血解毒。

按语：适合湿热体质者，尤其适合易患疮疖、痈疡之类疾病者食用。

歌诀

湿热质（油腻类）

油光满面起痤疮

口苦口臭舌苔黄

大便黏滞尿常黄

赤豆冬瓜丝瓜汤

（八）气郁质食养

1．气郁质特征

形体多偏瘦，神情抑郁，情感脆弱，郁闷不乐。

性格内向，忧虑脆弱，敏感多疑。易患脏躁、梅核气、郁证等，对精神刺激适应能力差。

2．食养原则

（1）行气解郁。如金橘、韭菜、茴香菜等，以使气机条达、心情舒畅。

（2）芳香开郁。如茉莉花、玫瑰花等，可疏肝解郁，调节情绪，舒缓压力。

（3）少食肥甘黏腻之品。如肥肉、动物内脏等。

（4）少食收敛酸涩之物。如乌梅、青梅、酸枣、柠檬等，以免致气滞。

3．应用举例

橘饼（《食鉴本草》）

组成：蜜橘200克、蜂蜜100克、白砂糖200克。

制法：选新鲜橘子，先以小刀在每个橘果周围划5～7条口子，压出种子及部分果汁，使其呈扁形，于清水中浸泡两天两夜以去涩味，每24小时换1次清水。取出，于沸水中煮5～10分钟，待果皮变软后取出，沥干水分；将处理好的橘果放入蜂蜜中浸泡约2天。然后将白糖按重量1∶1溶解于水中成糖液，与浸泡好的橘果一起置于锅中加热，至糖液黏稠，橘果呈金黄色泽；再捞出橘果，置于干净的器皿上晒干，再均匀撒一层细砂糖于白面，可置干燥的玻璃瓶中密封贮存。

功效：下气宽中、化痰消食。

按语：《食鉴本草》中言此物可治疗"一切气逆恼怒，郁结，胸膈不开。用好橘饼或冲汤，或切片细嚼。最有神效"。

🙛 歌诀 🙙

气郁质（郁闷类）

多愁善感睡不安

唉声叹气易紧张

忧心忡忡常不乐

陈皮玫瑰佛手康

（九）血瘀质食养

1．血瘀质特征

素来肤色晦暗，色素沉着，易出现瘀斑、胸闷、刺痛、痞块、出血及肌肤甲错，口唇青紫或暗淡，舌暗或有瘀点，舌下络脉紫暗或增粗，脉涩。女性可见少腹疼痛、月经不调、痛经、经闭、经色紫黑有块，或崩漏等。

血瘀质者易患痛证、血证及癥瘕等病症。不耐受寒邪，耐夏不耐冬。

2．食养原则

（1）活血祛瘀。如油菜、茄子、韭菜、山楂、红糖、黄酒等。

（2）行气散结。如大葱、茴香等。

（3）忌食寒凉、收涩之品。以免影响气血流通，如乌梅、苦瓜、柿子、石榴等。

3．应用举例

炒红果（《本草从新》）

组成：山楂500克、冰糖250克、水适量。

制法：将山楂洗净，去籽和蒂。将山楂放入锅中，在上面撒上适量冰糖，然后加入适量的清水煎煮，煮沸后改文火炖烂，起锅放凉后装入容器中储存。

功效：消食健胃、祛瘀散结。

按语：方中山楂味酸、甘，性微温，《本草纲目》记载其可治疗"痰饮痞满吞酸，滞血痛胀"，即言其有消食开胃、化瘀散结之功效。

歌诀

血瘀质（长斑类）

肤色晦暗舌紫暗

面上时见黄褐斑

身有疼痛常不安

山楂田七益母帮

（十）阳盛质食养

1．阳盛质特征

素来阳气旺盛，形体壮实，喜凉怕热，口渴多汗，小便赤热，大便恶臭。

多好动，易发怒，易牙齿肿胀、胃脘灼热而喜凉饮、口舌生疮、头痛、目赤肿痛及两肋胀痛等，还可见衄血、吐血、便血、尿血等。耐冷不耐热，耐冬不耐夏。

2．食养原则

（1）清热泻火。如绿豆、田螺、海带、芹菜、白菜、苦瓜、西瓜等。

（2）多饮用清凉饮品。如绿茶、莲心茶、菊花茶、苦丁茶等。

（3）忌食辛辣温燥之品。如辣椒、花椒、大蒜等。

（4）少食温热性食物。如牛肉、鸡肉等。

3．应用举例

菘菜羹（《太平圣惠方》）

组成：菘菜（大白菜）500克。

制法：将大白菜洗净备用。锅中加水适量，放在火上加热，待水沸后放入大白菜，煮熟即成。

功效：清热除烦、生津止渴。

按语：菘菜即今之大白菜，性味甘、平，可清热除烦、生津止渴。《太平圣惠方》中载本方可"通利肠胃，除胸中烦热，解酒毒"。

🎵 歌诀 🎵

阳盛质（火娃类）

形体壮实易上火

脾气暴躁易发怒

喜凉怕热出汗多

西瓜苦瓜绿豆和

（十一）特禀质食养

1．特禀质特征

先天禀赋异常者，常因遇到过敏原而导致鼻塞、喷嚏、哮喘、瘙痒、风团、荨麻疹、过敏性紫癜、花粉症及药物过敏等。

对外界环境适应能力差，每因季节气候的变化而易引发宿疾。

2．食养原则

（1）培本固元，益气固表。以增强机体的卫外及抗病能力。如山药、大枣、胡萝卜等。

（2）尽量避免"发物"。如荞麦、牛肉、鹅肉、鱼类、虾、蟹等。

（3）少食"光敏性食物"。如芹菜、芥菜、柠檬、香菜等。

3．应用举例

黄芪灵芝炖瘦肉(《九种体质使用手册》)

组成：黄芪60克、灵芝15克、猪瘦肉100克、姜1块、食盐适量。

制法：将黄芪、灵芝置于清水中浸泡30分钟，猪瘦肉洗干净切成小方块。把泡好的黄芪、灵芝，以及猪瘦肉和整块生姜一同放入砂锅，加入适量的盐和清水，盖上盖，等水开之后，上火隔水蒸，用武火蒸3个小时。

功效：补益气血、扶正固本。

按语：此方适用于体质虚弱，易感外邪之人。特禀体质者应根据自身实际情况制定相应保健食谱。其中，过敏体质者应避免食用致敏食物，饮食以清淡为主，忌食生冷、辛辣、肥甘厚腻之品。牛奶、蚕蛹、螃蟹、大虾等异体蛋白食物应慎用。

歌诀

特禀质（过敏类）

冷热异味易咳喘

喷嚏流涕鼻敏感

风团皮疹随时起

查找源头保安康

附　简易体质分类

五行分法：木、火、土、金、水。

简易分类：平性体质、寒性体质、热性体质3种。

简易体质分类：

寒性体质（寒底）	热性体质（热底）
怕冷　手足凉	怕热　手足心热
皮肤湿冷　面色苍白	皮肤干燥　面色潮红
少汗　口不渴，喜热饮	手脚心出汗　口渴，喜冷饮
小便清长　大便稀烂	小便黄短　大便干
舌淡胖，苔白　脉搏较缓	舌质红，苔黄　脉搏较快

寒者热之，热者寒之。

第三节　因地食养（岭南食养）

·什么叫因地食养·

　　根据不同地域特点选择不同饮食的养生方式，称为因地食养。

　　《黄帝内经》如何看待因地食养？地域不同，饮食不同。"十里不同风，百里不同俗"，饮食是其中最为突出的标志，这是因为不同的地域对身体健康和疾病产生不同的影响。因此，出现了因地制宜的饮食方法。如《黄帝内经·素问·异法方宜论》说："故东方之域……鱼盐之地，海滨傍水，其民食鱼而嗜咸……故其民皆黑色疏理，其病皆为痈疡……西方者，金石之域，沙石之处……其民华食而脂肥，故邪不能伤其形体，其病生于内……北方者，天地所闭藏之域也……其民乐野处而乳食，脏寒生满病……南方者，天地所长养，阳之所盛处也……其民皆致理而赤色，其病挛痹……中央者，其地平以湿，天地所以生万物也众，其民杂食而不劳，故其病多痿厥寒热。"可见地域不同、饮食不同，所患疾病也不同。

　　四川、贵州等地处西南山区，气候潮湿阴冷，可吃一些辛辣之品，如辣椒、花椒等，以燥湿除湿。而北方气候干燥，则不宜食辛辣之物。有些四川人到北方工作后，还保留了原来的饮食习惯，喜欢吃辣椒，就容易出现口唇生疮等"上火"症状。

·岭南养生汤特色及其研究思路·

汤是岭南饮食文化的代表符号，本文探讨汤的历史回顾、岭南汤的形成机制、四季养生要点、选材特点、制作及研究思路，从养生保健的角度分析它的合理内涵，力求建立起符合现代营养学和中医养生学的规范体系。

岭南养生汤体现了"药食同源"的保健特色，但如何从文化概念上得到国人认可（南北口味），从科学概念上得到世人认可（现代营养）尚待挖掘其深刻内涵。

不论是滚汤（白花菜滚瘦肉汤）还是煲汤（塘葛菜煲生鱼汤），不论是清汤（羊肚菌海参汤）还是浓汤（鸡丝鱼肚汤），都有其明显的地域特色。一方水土养一方人，很多汤方品种和营养结构是合理的，即使有部分不合理也可以通过变动配方加以改进，就如黑格尔所讲："存在的就是合理的。"如何从数量庞大而又零零散散的菜单食谱中凝练出它的运用规律，从养生保健的角度分析它的合理内涵，建立起符合中医养生学和现代营养学的规范体系，是我们当前研究的主要任务之一，其中包括从传统三大要素（刀工、火候、调味）到现代选材原则、机械加工、配伍调剂等环节。

一、汤的历史回顾

从伊尹《汤液经》造汤"阳朴之姜，招摇之桂"到《黄帝内经》中的"半夏秫米汤"，从张仲景的"当归生姜羊肉汤"，到张骞从西域带回的胡羹"羊肋葱头胡荽汤"，从唐代官宴甘露羹（何首乌、鹿筋、鹿血）到清代满汉全席上的鲜蛏萝卜丝汤，历代的汤几乎都是药食同源的体现，而且是人人可食的大众化菜肴，如《礼记·王制》所言"羹食自诸侯以下至于庶人，无等"，说明汤运用范围广泛。

早期的汤实际上是羹，现代的羹多是比汤略浓、略稠的汤。最初的羹见于《左传·桓公二年》，所载"大羹"是一种不备五味的肉汁，后来发展有了从诸侯大夫饮食之本的"大羹"及贵族"五味调和"的羹，到农家"舂谷持作饭，采葵持作羹"的野菜汤，以及民间的莼菜羹。《齐民要术》记载了二十八种羹的做法，鱼、鸡、鸭、鹅、鹿、羊、猪、牛等禽畜及其头、蹄、下水均可以为羹。《仪礼·公食大夫》记录了什么肉羹适宜与何种菜搭配，如牛羹宜于藿叶（嫩豆叶），羊羹宜于苦菜，豕羹宜于薇菜。《礼记·内则》还指出什么羹宜下什么饭，如雉羹宜配麦饭，脯羹宜配拆稌（细米饭），犬羹、兔羹要加糁。文献记载，彭祖曾以雉羹（山鸡汤）治愈了尧帝的胃病而获得封赏。这些从实际生活中总结出来的经验体现了除应考虑食物的性质，还应考虑其适口性。

二、岭南汤的形成机制

岭南汤的形成主要因素有三点：生态环境、社会因素、族群文化。尤其是地理气候、特产、习俗等。总体可概括为可能性和必要性两方面。①岭南背山临海，炎热多雨适合生物的生长繁殖，为岭南汤的取材提供了自然基础，特别是岭南佳果很多品种为外地所无。②岭南具有的漫长海岸线和广阔海洋面积均可提供源源不断的海洋动物和海洋植物食材。③岭南与中原长期隔绝，古为百越民族所居，秦汉间又移居了很大一批中原居民，因此广东饮食文化中保留了不少古越人和秦汉间的食俗，如蛇羹。④在哲学观念上岭南认可"天人合一"，视天地万物为一体，从而延伸出采食万物、以形补形的观念。⑤岭南还有敢为人先的风气，螃蟹、龙虱、蝎子均可为食。从进化论角度看，食源和食谱的日趋广泛，是人类进化的标志之一。人类作为

"杂食者"，远比食草动物、食肉动物进化程度高。⑥农耕文化中以五谷为主食，瓜菜鱼肉为副食，简称"餸"。⑦"七山二水一分田"的格局满足不了人口迅速增长导致粮食相对不足，不得不拓展食源。⑧随着商品经济的发展和人口的南迁，同时也不断接受中原文化和医学的影响，包括《黄帝内经》所确立的中医养生思想和原则。岭南养生汤遵循中医三因制宜原则，从地域上看，是面对岭南地区；从服务对象上看，包括不同的体质、年龄、性别；从时令上看，有二十四节气的不同，其中特色明显的是从因时制宜角度体现其时令特色。

三、岭南汤四季养生要点

春季以疏肝清补为主，通利肠胃为辅。养肝食物：枸杞子、山茱萸、女贞子、何首乌、山药、春笋、芹菜、黑芝麻、菠菜、苋菜、鱼腥草。推荐汤方：枸杞瘦肉鸡蛋汤、塘葛菜生鱼汤。

夏季以清心消暑为主，益气生津为辅。养心食物：西洋参、石斛、生地黄、荷叶、薏苡仁、苦瓜、绿豆、西瓜、莲子、赤小豆、冬瓜、丝瓜、番茄、玉米、荸荠。推荐汤方：冬瓜薏米水鸭汤、凉瓜黄豆排骨汤。

秋季以养肺润燥为主，调理脾胃为辅。养肺食物：沙参、麦冬、玉竹、百合、银耳、梨、杏、萝卜、菊花、莲藕、柿饼、无花果、苹果、葡萄、枣、枇杷、罗汉果、昆布。推荐汤方：菜干杏仁猪肺汤、海螺青榄汤。

冬季补肾固本，滋阴壮阳。养肾食物：巴戟天、杜仲、熟地黄、黄精、人参、白菜、油菜、芋头、核桃仁、龙眼肉、芡实、海参、韭菜。

推荐汤方：茶树菇土鸡汤、羊肉海参汤。

此外，岭南养生汤具体还可细化为二十四节气养生汤。

四、岭南养生汤选材特点

选材体现地方特色，以广府地区为例，出现频率最高的是：菜干杏仁猪肺汤、西洋菜鸭肾汤、海底椰老鸡汤、淮山枸杞甲鱼汤、土茯苓老龟汤、粉葛鲮鱼汤、木瓜章鱼汤、节瓜瑶柱汤、西洋参竹丝鸡汤、香菜鱼头汤等。

选材方面还常用潮州的珍珠菜、益母草、青橄榄，客家的艾叶、五指毛桃、土牛膝，珠江三角洲的红萝卜、荸荠、塘葛菜、白花菜、狗肝菜、鱼腥草，西江流域的芡实、霸王花、巴戟天、木棉花、旱莲草、车前草、鸡骨草、布渣叶、金樱子、独角金、昆布、海藻、夏枯草、竹蔗、白茅根、龙脷叶，闽南的石橄榄，广西的罗汉果、无花果，海南的椰子、槟榔花、胡椒。养生食材的筛选原则：以在公布的既是食品又是药品的食材中选择为主，兼顾地方长期食用的品种。

五、岭南养生汤的制作

汤剂至今仍是中医首选剂型之一。其具备三个特点：一是组成、用量根据实际情况加减，灵活性大；二是制法简便，以水为溶剂，日常易得，奏效迅速；三是有利于发挥食物的多样性和综合作用，荤素搭配、就地取材，适应各种口味需求，提高食欲。值得重视的还有质量控制：原料质量（道地药材）、制作方法（用水、火候、煎煮时间、次数，特殊处理）、汤液外观（混悬液、气味）。岭南养生汤常用滚、煮、煲、炖、焗、灼等方法制作。在各式汤中亦分冷汤与热汤。

滚：多选用当季的植物配以海鲜或肉类，水的比例是原料的3倍，用镬文火滚10分钟完成。煮：多选用海鲜类作原料，先用慢火将原料煎香后再加入其他配料，水的比例是原料的4倍，用文火煮30分钟完成。煲：多选用季节所需的药材或新鲜植物，配以海鲜或肉类，水的比例是原料的8倍，先武火后文火煲120分钟完成。炖：多选用季节性所需或滋补所需的药材，配以肉类、海味，水的比例是原料的2.5倍，用文火隔水炖240分钟完成。焗：多选用季节性所需或滋补所需的药材，配以肉类、海味，水的比例是原料的3倍，直接用文火作热力辐射令盛汤器皿保持在同一温度内焗120分钟完成。灼：俗称"打边炉"，通常选用海鲜、肉类、蔬菜，即灼即食，水可随意增加，最后剩下来的即是灼汤。同时，原料加入顺序也有讲究，有先煎、后下之分，用具以瓦罐、砂锅、搪瓷为主，保温性能好，食用方便。先武火后文火，保持微沸状态。温度100℃营养素大量溶入汤中，便于营养吸收，比油炸、爆炒更能减少营养物质的破坏。食物的香味主要是油与火的作用结果，原国家卫生部曾于2005年公告：125℃以上油温长期煎炸产生白色晶体丙烯酰胺危害健康，包括引起嗜睡、记忆力减退、情绪改变、末梢神经性疾病，动物实验表明丙烯酰胺是一种可能致癌物。

六、岭南养生汤的研究思路

首先，必须寻找共识点和突破点，促使传统优势与现代科学的兼容。中国烹饪并非没有研究，而是方法路径与西方不同，如明代宋应星的《天工开物》，清代袁枚的《随园食单》均不乏科学价值。例如《随园食单》中"须知单"20项中的"调剂须知"：原料有腥臊等不良气味，可以用沸点较低且较易挥发的酒精（饮料酒的功能成分）来降低原料中水的饱和蒸汽压的方法，使那些呈异味的分子蒸发去掉。如希望烹得的菜肴保持本色，可以用盐调咸味；如用红烧等方法可以用酱调咸味；有时还可以盐、酱同用。加入原料太油腻，可以用油煎一下，使其中的脂肪渗出，因为原料在煎的时候，细胞壁被破坏，所含油脂就会渗出。假如原料气味太腥，通常都是因其体表发散带碱性的地碱类物质气味，故可用酸性的醋先喷一下，酸碱中和以纠正其气味。用冰糖调鲜是常用的方法，凡是具有鲜味的物质，都有甜味和苦味的综合效应。有些菜肴需要呈干燥状态，如果要使其料块内外的味道均匀，可用煎炸等加热方法，使呈味的调料分子热运动加速，渗入原料内部；而有些菜肴以汤为贵，则要使其成为分子通过长时间在水中加热尽量进入汤中。又如"配搭须知"：原料配搭原则，一是由原料的气味和质构决定的，即"清者配清，浓者配浓，柔者配柔，刚者配刚"，前两者指气味，后两者指质构。二是营养学上的荤（动物性原料）素（植物性原料）配搭，清淡的如蘑菇、鲜笋、冬瓜等可以荤烧，也可以素烧；而精油含量高且富含有机硫化合物的葱、韭、蒜、茴香等则只能荤烧不可素烧；至于可素不可荤的有芹菜、百合、刀豆等。再如"火候须知"：火候应该解释为"温度曲线"，即某一物体被加热时，在热源温度稳定时，其温度随时间的变化关系，如果热源的温度不稳定，这个关系也随之改变。在烹饪操作中，食物原料的成熟的温度是由它的质构决定的，假如，猪瘦肉的成熟温度在120℃，那么将它放在70℃的热水中，即使放置时间再长，它也不会变熟，所以火候实际上是指热量、温度和加热时间三者的变化关系。中国古代没有温度的定量概念，所以只能靠控制热源发出的明火强度来进行控制，文火即热源温度较低的火，武火即温度高的火，两者是指热的强度因素；而大火、中火、小火则是指热源提供的热量多少，是指广度因素。不同类型的原料和不同的加热方法，相应的火候状态不同，因为在烹饪过程中没有使用科学的热学仪器进行测量，全凭厨师的操作经验，所以如果没有长时间的实践积累，是很难掌握这个技术的。就菜肴的风味而言，食物原料经过烹制以后其色泽和气味都产生了变化，气味的产生是由于原料中低分子量化合物与调料中的功能成分在受热后产生化学反应，生成新的风味物质，这些风味物质能够自行挥发，从而刺激嗅觉神经产生愉悦的感觉。烹饪技术高超的厨师，能使菜肴的颜色和气味对人产生综合效应，而且这种效果是原料本身受热所致。

现代营养学认为烹调方法对食物营养素的影响有：①煮和炖对碳水化合物和蛋白质有部分水解作用，有利于消化吸收。但使水溶性维生素和矿物质溶于水中部分维生素受热易破坏。②蒸对营养素损失较小，仅部分维生素B、维生素C受破坏。③炸时温度过高，对营养素影响较大，各种维生素均受破坏，蛋白质会因炸焦而变性，脂肪也会因高温而裂变，产生致癌物。④炒可使维生素受热破坏，其损失率与炒的时间成正比，旺火快炒法维生素损失较少。

其次，对食材的研究既要符合营养要素的要求，又有中医非营养要素的理论。类固醇激素和生物碱是食物原料中常见的非营养成分，食材的性味功效可能由此而来，然而，与化学成分之间存在着何种联系尚待探索。如山药与木薯主要成分均为淀粉（可转化为碳水化合物、糖），然而在实际运用中功效却完全不同，木薯不仅不具备健脾祛湿的功效，而且还会引起消化功能的障碍；虾与蟹均为海产蛋白质，然而人体吃后的反应不一样，中医学认为虾是温性的而蟹是寒性的；鸡与鸭也均是禽类，人类蛋白质的主要来源，然而鸡肉甘温补气而鸭肉咸寒滋阴。中医学是根据人体进食后所反应出来的表现作出食物性味的判断。

分析岭南养生汤：如海螺青榄汤中海螺滋阴潜阳，软坚散结；青榄清热利咽，消食开胃，对于体质偏热或阴虚有热的人群是很好的食养方。鲍鱼苦瓜黄豆汤，鲍鱼补而不燥，养肝明目，素称"海味之冠"的鲍鱼，是珍贵而营养价值颇高的食药兼之海产品，能养血柔肝、滋阴益精、清热明目、行痹通络，入羹肴时特别鲜美可口，尤用清润鲜美的鲜品炖汤为上；苦瓜清热祛暑，又加入补肝养胃、滋润强壮且清润味甘的黄豆，因而此汤既清热又养阴。又如鲫鱼豆腐汤，是植物蛋白和动物蛋白的有机结合互补协同，而且也符合中医理论，鲫鱼有健脾祛湿的功效与豆腐健脾清热相辅相成（含石膏清热降火），具有益气养血、健脾宽中、清热降火的功效。上述汤尤其适应岭南地区人群的需求。运用现代技术来研究岭南养生汤，如蛋白质氨基酸含量测定、微量元素比较等，均是有益的探索。

然而，目前技术标准缺失，尤其是质量意识缺乏，例如应该吃什么，应该吃多少，是否符合中医营养学的性味归经、升降沉浮、功效作用、有毒无毒、配伍禁忌、用量用法等，食物的化学成分、药理作用是什么，它们与七大营养要素之间的关系如何，生物活性物质发挥了何种作用。因此，逐步建立起符合饮食养生与营养科学兼容的学术体系，依然任重道远。

中 篇

食养精粹

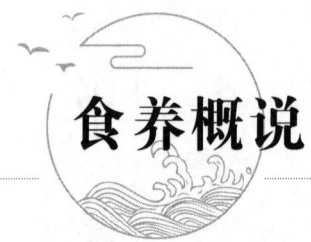

食养概说

　　食养的应用日益引起社会的关注，从民间自发的探索到科研机构的研发，取得了一系列成果，也引起了政府主管部门的重视。为贯彻落实《健康中国行动（2019—2030年）》《国民营养计划（2017—2030年）》，发展传统食养服务，预防和控制我国人群慢性病发生发展，国家卫生健康委员会组织编制了2023年版《成人高脂血症食养指南》《成人高血压食养指南》《儿童青少年生长迟缓食养指南》《成人糖尿病食养指南》；2024年版《成人肥胖食养指南》《儿童青少年肥胖食养指南》《成人高尿酸血症与痛风食养指南》《成人慢性肾脏病食养指南》。该8项食养指南旨在发挥现代营养学和传统食养的中西医结合优势，将食药物质、新食品原料融入合理膳食中，针对不同人群、不同地区、不同季节提供食谱套餐示例和营养健康建议，提升膳食指导适用性和可操作性。鼓励居民参考指南推荐内容，结合自身情况，合理搭配日常膳食，养成良好饮食习惯。鼓励基层卫生工作者（包括营养指导人员）结合工作需要及患者实际，参考相关指南进行指导，辅助预防和改善慢性病。

　　除了国家卫生主管部门的指南，各地也开展了不少食养的研究。从现代应用的实际出发，本篇选择几个常见疾病及最受关注的内容进行简单介绍，从不同的角度对现代食养展开研讨。

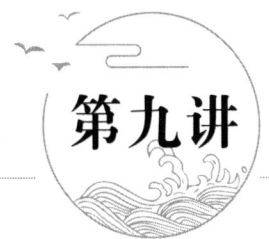

第九讲 糖尿病

·中医认识及分型·

　　糖尿病是由遗传因素、内分泌功能紊乱等各种致病因子作用，导致胰岛功能减退、胰岛素抵抗等而引发的糖、蛋白质、脂肪、水和电解质等一系列代谢紊乱的综合征。临床上以高血糖为主要特点。糖尿病的典型症状是"三多一少"，也就是多饮、多食、多尿和体重减少。以"辨证施膳"为核心的中医食养是在中医辨证施治理论基础上的非药物调养方法，强调根据体质、病因、证候给予不同食养方案，在调和气血、平衡人体营养、辅助预防疾病上效果显著。针对不同体质糖尿病患者，选取不同特性的食物或食药物质食用，可有效改善患者的血糖水平。

　　糖尿病属于中医消渴病范畴，常见辨证分型及临床表现如下。

　　（1）阴虚热盛：表现为烦渴多饮，咽干舌燥，多食善饥，溲赤便秘，舌红少津，苔黄，脉滑数或弦数。

　　（2）气阴两虚：表现为倦怠乏力、心慌气短、盗汗、自汗，口干舌燥，多饮多尿，五心烦热，大便秘结，腰酸膝软，舌淡或舌红暗，舌边有齿痕，苔薄白少津或少苔，脉细弱。

　　（3）阴阳两虚：表现为乏力自汗，形寒肢冷，腰酸膝软，耳轮焦干，多饮多尿，或浮肿少尿，或五更泻，阳痿早泄，舌淡苔白，脉沉细无力。

·食养原则及建议·

1．自我管理

定期进行营养咨询，提高血糖控制能力。

2．规律进餐

合理加餐，促进餐后血糖稳定。

3．食养有道

合理选择食物。

4．清淡饮食

限制饮酒，预防和延缓并发症。

5．食物多样

养成和建立合理膳食习惯。

6．能量适宜

控制体重，避免超重、肥胖和消瘦。

7．主食定量

优选全谷物和低血糖生成指数食物。

8．积极运动

改善体质和胰岛素敏感性。

·食物分类表·

食物分类见表9.1至表9.2。

表9.1　各类食物血糖生成指数（GI）分类表

食物分类		食品名称	GI分类
谷类及制品	整谷粒	小麦、大麦、黑麦、荞麦、黑米、莜麦、燕麦、青稞、玉米	低
	谷麸	稻麸、燕麦麸、青稞麸	低
	米饭	糙米饭	中
		大米饭、糯米饭、速食米饭	高
	粥	玉米粒粥、燕麦片粥	低
		小米粥	中
		大米粥	高
	馒头	白面馒头	高
	面（粉）条	强化蛋白面条：加鸡蛋面条 硬质小麦面条：通心面、意大利面、乌冬面	低
		全麦面、黄豆挂面、荞麦面、玉米面、粗粉	中
	饼	玉米饼、薄煎饼	低
		印度卷饼、比萨饼（含乳酪）	中
		烙饼、米饼	高
方便食品	面包	黑麦粒面包、大麦粒面包、小麦粒面包	低
		全麦面包、大麦面包、燕麦面包、高纤面包	中

食养食疗精粹

（续表）

食物分类		食品名称	GI分类
方便食品	面包	白面包	高
	饼干	燕麦粗粉饼干、牛奶香脆饼干	低
		小麦饼干、油酥脆饼干	中
		苏打饼干、华夫饼干、膨化薄脆饼干	高
薯类及制品		山药、雪魔芋、芋头（蒸）、山芋、马铃薯粉条、藕粉、苕粉、豌豆粉丝	低
		马铃薯（煮、蒸、烤）、马铃薯片（油炸）	中
		马铃薯泥、红薯（煮）	高
豆类及制品		黄豆、黑豆、青豆、绿豆、蚕豆、鹰嘴豆、芸豆	低
		豆腐、豆腐干	低
蔬菜		芦笋、菜花、西兰花、芹菜、黄瓜、茄子、莴笋、生菜、青椒、番茄、菠菜	低
		甜菜	中
		南瓜	高
水果及制品		苹果、梨、桃、李子、樱桃、葡萄、猕猴桃、柑橘、芒果、芭蕉、香蕉、草莓	低
		菠萝、哈密瓜、水果罐头（如桃、杏）、葡萄干	中
		西瓜	高
奶及奶制品		牛奶、奶粉、酸奶、乳酪	低
坚果、种子		花生、腰果	低
糖果类		巧克力	低
		葡萄糖、麦芽糖、白糖、蜂蜜、胶质软糖	高

表9.2　糖尿病不同证型食药物质推荐

中医证型	食药物质	备注
阴虚热盛证	桑叶、决明子、莲子、百合、玉竹、金银花、菊花、铁皮石斛[+]	①在限定使用范围和剂量内作为食药物质。②食用方法请咨询医师、营养指导人员等专业人员。③试点物质以"[+]"标记，非试点地区限执业医师使用
气阴两虚证	黄芪[+]、桑椹、枸杞子、葛根、山药、茯苓、鸡内金、麦芽、薏苡仁	
阴阳两虚证	山茱萸[+]、肉苁蓉[+]、山药、茯苓、肉桂、紫苏子、干姜、黑胡椒、花椒	

　　按照成人糖尿病食养指南的基本原则，根据各地食物资源和人群膳食特点，推荐不同地区、不同季节的糖尿病患者适用的全天膳食食谱。

　　以下食谱由有经验的临床营养指导人员设计，并经过营养成分计算和评估。食谱适合轻体力活动的成人糖尿病患者，一天食谱的能量在1 600～2 000千卡范围，使用者可结合自身活动量及其他因素合理调整能量。食谱设计保持食物多样，尽量选择低GI食物、食药物质和中医食养方。整体食谱符合能量适宜、搭配合理、主食定量、蔬菜肉类适量等原则。当体重过重或过轻，可以按照每日25～30千卡/千克适当增减食材用量。另外，以下食谱的食物重量均为其可食部的重量。

　　不同烹调方法对血糖的影响也不同，淀粉含量高的谷、薯类，避免过度烹调，否则容易提高其血糖生成指数；避免淀粉或勾芡的烹调方式；避免使用在制作过程中易加淀粉的碎肉半成品，如香肠、丸子等；为减少脂肪的摄入，在食用禽类时去皮；烹调油的品种应多样，保障脂肪酸之间的平衡。全天限量烹调油25克、盐5克。

首先，华南地区的饮食特色主要是粤菜文化，其中最有特点的是"食不可无汤"。华南地区地处亚热带，气候相对炎热，人们易出汗，身体消耗大，故喜欢喝汤。汤料常采用食药物质，长时间煲煮，当地称其为"老火汤""老火靓汤"或"广府汤"。其次，华南地区盛产稻米，主要以米为食，包括以米制品做成的主食，例如肠粉、河粉，以及萝卜糕、米糕等各类精致糕点。本系列食谱遵循糖尿病患者食养原则，合理搭配华南地区各季特色食材。华南地区四季食谱示例见表9.3。

表9.3　华南地区四季食谱示例

春季食谱1	
早餐	韭菜鸡蛋炒面（韭菜50克、鸡蛋55克、面条50克） 纯牛奶（250毫升） 松子（10克）
中餐	米饭（大米100克） 彩椒胡萝卜粒炒瘦肉（柿子椒40克、胡萝卜80克、猪瘦肉30克） 盐水菜心（菜心100克） 海带豆腐汤（海带60克、豆腐80克）
加餐	樱桃（150克）
晚餐	杂粮饭（大米50克、红米25克） 春笋炒鸡（鸡肉30克、春笋50克） 清炒圆白菜（圆白菜100克）
油、盐	全天总用量：植物油25克、盐5克

（续表）

春季食谱2	
早餐	三丝炒苕粉（油菜30克、鸡肉50克、柿子椒10克、鸡蛋20克、苕粉60克） 纯牛奶（250毫升） 榛子（10克）
中餐	米饭（大米100克） 清蒸鲈鱼（鲈鱼100克） 韭菜炒牛肉（韭菜50克、牛肉80克） 番茄豆腐排骨汤（番茄50克、豆腐50克、猪排骨15克）
加餐	苹果（150克）
晚餐	杂粮饭（大米60克、玉米糁40克） 香菇木耳蒸肉饼（香菇10克、木耳10克、猪瘦肉30克） 洋葱炒蛋（洋葱25克、鸡蛋40克） 黑豆黄杞子汤（黄芪*10克、黑豆10克、枸杞子*10克、生姜*3克）
油、盐	全天总用量：植物油25克、盐5克
春季食谱3	
早餐	绿豆芽青椒丝香菇炒面（绿豆芽30克、猪瘦肉70克、青椒10克、香菇10克、面条100克） 纯牛奶（300毫升） 甜杏仁*（5克）
中餐	米饭（大米100克） 黄瓜炒肉片（黄瓜100克、猪瘦肉60克） 豆腐鱼头汤（豆腐60克、鳙鱼头60克）
加餐	橘子（250克）

（续表）

晚餐	杂粮饭（大米50克、燕麦40克） 南瓜豆豉蒸排骨（猪排骨60克、南瓜80克） 韭菜炒鸡蛋（韭菜50克、鸡蛋40克） 山药猪胰汤（猪胰50克、山药*20克）
油、盐	全天总用量：植物油22克、盐5克

注：1. 本食谱可提供能量1 600～2 000千卡。蛋白质70～102克，碳水化合物213～240克及脂肪55～72克；宏量营养素占总能量比为蛋白质15%～20%，碳水化合物45%～60%，脂肪20%～35%。

2. *为食谱中用到的食药物质，如山药、枸杞子、生姜等。黄芪，非试点地区限执业医师使用

夏季食谱1	
早餐	牛肉炒粿条（牛肉50克、湿米粉条100克、芥蓝50克） 纯牛奶（250毫升） 葵花子（10克）
中餐	米饭（大米100克） 盐水菜心（菜心100克） 香煎带鱼（带鱼100克） 番茄冬瓜豆腐鸡蛋汤（番茄100克、冬瓜80克、鸡蛋45克、豆腐60克）
加餐	火龙果（200克）
晚餐	杂粮饭（大米80克、玉米糁150克） 苦瓜炒木耳（苦瓜100克、木耳75克） 腐乳通菜（蕹菜40克） 石斛西洋参瘦肉汤（猪瘦肉50克、铁皮石斛*5克、西洋参*2克、大枣*8克）
油、盐	全天总用量：植物油25克、盐5克

（续表）

夏季食谱2	
早餐	牛奶煮麦片（纯牛奶250毫升、燕麦片45克） 洋葱菜肉包（面粉50克、猪肉30克、洋葱3克、白菜20克、虾米2克） 煮鹌鹑蛋（鹌鹑蛋15克）
中餐	米饭（大米100克） 豇豆炒鸡胸肉（长豆角70克、鸡胸肉50克） 水煮芥菜（芥菜40克） 冬瓜炖筒骨汤（冬瓜60克、猪筒骨80克）
加餐	橙子（200克）
晚餐	杂粮饭（大米70克、黑米30克） 黄瓜炒肉片（黄瓜50克、猪瘦肉40克） 豉汁鳜鱼（鳜鱼40克） 蒜蓉炒生菜（生菜60克） 灵芝山药猪骨汤（猪骨150克、灵芝*10克、山药*30克、生姜*3克）
油、盐	全天总用量：植物油25克、盐5克
夏季食谱3	
早餐	干炒牛肉河粉（牛肉75克、河粉90克、蕹菜50克） 纯牛奶（300毫升） 南瓜子（15克）
中餐	米饭（大米100克） 水煮苋菜（苋菜100克） 佛手瓜炒蛋（鸡蛋60克、佛手瓜100克） 豆腐黄骨鱼汤（金针菇50克、黄骨鱼75克、豆腐90克）
加餐	杨桃（100克）

（续表）

晚餐	二米饭（大米70克、小米30克） 茄子炒肉末（茄子100克、猪瘦肉50克） 白斩鸡（鸡肉50克） 芡实煮老鸭（芡实*10克、鸭肉25克）
油、盐	全天总用量：植物油25克、盐5克

注：1. 本食谱可提供能量1 600～2 000千卡。蛋白质71～102克，碳水化合物215～240克及脂肪62～72克；宏量营养素占总能量比为蛋白质15%～20%，碳水化合物45%～60%，脂肪20%～35%。

2. *为食谱中用到的食药物质，如大枣、山药、生姜等。铁皮石斛、灵芝、西洋参，非试点地区限执业医师使用

秋季食谱1	
早餐	鸡蛋苔粉（鸡蛋55克、苔粉80克、生菜50克） 纯牛奶（250毫升） 花生（5克）
中餐	米饭（大米100克） 莲藕胡萝卜排骨汤（莲藕50克、胡萝卜30克、猪排骨20克） 香煎马鲛鱼（马鲛鱼60克） 水煮白菜（白菜100克）
加餐	梨（200克）
晚餐	杂粮饭（大米55克、燕麦粒15克） 白斩清远鸡（鸡肉30克） 四季豆炒牛肉（四季豆40克、牛肉30克） 玉米须芡实赤小豆煲猪胰汤（玉米须5克、芡实*7克、赤小豆*5克、猪胰50克、茯苓*7克、生姜*3克）
油、盐	全天总用量：植物油25克、盐5克

（续表）

秋季食谱2		
早餐	玉米菜肉饺（面粉90克、白菜30克、山药*15克、玉米粒20克、虾米3克、猪肉40克） 纯牛奶（300毫升）	
中餐	米饭（大米100克） 金针菇炒黄豆芽（金针菇30克、黄豆芽60克） 深井烧鹅（鹅肉100克） 丝瓜鸡蛋汤（丝瓜40克，鸡蛋55克）	
加餐	桃（200克）	
晚餐	米饭（大米100克） 煮玉米（玉米100克） 西芹百合花生炒鸡肉（西芹30克、百合*15克、花生8克、鸡肉40克） 蒸鱼（鲩鱼80克） 竹荪山药煲冬菇鸡（竹荪10克、山药*30克、冬菇15克、胡萝卜30克、鸡肉50克、生姜*3克）	
油、盐	全天总用量：植物油25克、盐5克	
秋季食谱3		
早餐	菜肉包子（面粉70克、白菜30克、玉米粒20克、猪瘦肉30克） 玉米面花卷（25克） 纯牛奶（250毫升）	
中餐	牛蛙焖米饭（牛蛙30克、大米100克） 菜花炒鸡蛋（菜花30克、鸡蛋60克） 盐水生菜（生菜150克） 马铃薯鸡汤（马铃薯90克、鸡肉50克）	
加餐	石榴（150克）	

（续表）

晚餐	杂粮饭（大米70克、黑米30克） 南瓜豆豉蒸排骨（猪排骨45克、南瓜100克） 扁豆炒肉末（扁豆120克、猪瘦肉35克）
油、盐	全天总用量：植物油25克，盐5克

注：1. 本食谱可提供能量1 600 ~ 2 000千卡。蛋白质62 ~ 96克，碳水化合物212 ~ 269克及脂肪56 ~ 65克；宏量营养素占总能量比为蛋白质15% ~ 20%，碳水化合物45% ~ 60%，脂肪20% ~ 35%。

2. *为食谱中用到的食药物质，如山药、芡实、赤小豆等

冬季食谱1	
早餐	切片面包夹煎蛋（切片面包40克、鸡蛋55克） 燕麦粥（燕麦25克） 纯牛奶（250毫升） 核桃仁（12克）
中餐	米饭（大米90克） 马铃薯鸡肉（马铃薯60克、鸡肉60克） 大骨汤煮芥菜（芥菜100克、猪大骨500克） 萝卜羊排汤（白萝卜100克、羊排60克）
加餐	猕猴桃（200克）
晚餐	杂粮饭（大米55克、玉米糁35克） 炒圆白菜（圆白菜100克） 冬笋焖牛肉（冬笋100克、牛肉30克）
油、盐	全天总用量：植物油25克，盐5克

冬季食谱2	
早餐	紫米面发糕（50克） 菜包子（面粉30克、白菜40克） 纯牛奶（250毫升） 开心果（12克）

（续表）

中餐	米饭（大米90克） 草菇圆白菜炒鸡杂（草菇30克、圆白菜100克、鸡肝8克、鸡胗8克、鸡肠8克、鸡心8克） 鱼头豆腐汤（白萝卜100克、豆腐100克、鳙鱼头80克）
加餐	柚子（200克）
晚餐	二米饭（大米55克、小米25克） 蒜蓉菜花炒瘦肉末（菜花40克、猪瘦肉20克） 萝卜牛腩（白萝卜100克、牛腩30克） 鸽肉山药玉竹汤（鸽肉50克、山药*30克、玉竹*12克、生姜*3克）
油、盐	全天总用量：植物油25克，盐5克
冬季食谱3	
早餐	鲜虾苕粉（苕粉100克、海虾50克） 纯牛奶（250毫升） 煮鸡蛋（鸡蛋50克） 腰果（20克）
中餐	糙米饭（糙米100克） 冬笋炒牛肉（冬笋60克、牛肉100克） 炒奶白菜（奶白菜100克） 西洋菜豆腐汤（西洋菜100克、豆腐60克）
加餐	苹果（200克）
晚餐	煲仔饭（大米60克、羊肉45克、菜心100克） 西兰花炒肉片（西兰花100克、猪瘦肉50克）
油、盐	全天总用量：植物油23克、盐5克

注：1. 本食谱可提供能量1 600～2 000千卡。蛋白质72～92克，碳水化合物211～262克及脂肪61～74克；宏量营养素占总能量比为蛋白质15%～20%，碳水化合物45%～60%，脂肪20%～35%。

2. *为食谱中用到的食药物质，如山药、玉竹、姜等

·食养方举例·

1. 归参炖母鸡

主要材料：当归12克，党参20克，母鸡1只，生姜、葱、料酒、食盐适量。

制作方法：将母鸡去掉内脏，洗净。再将洗净的当归和党参放入鸡腹内，置砂锅中，再加入葱、姜、料酒等，加适量清水，大火煮沸后，改小火煨炖，至鸡肉烂熟至骨肉分离即成。佐餐分次食用。

2. 猪胰汤

主要材料：猪胰1条，薏苡仁30克，黄芪30克，山药120克。黄芪，非试点地区限执业医师使用。

制作方法：将黄芪、山药煎取浓汁，与猪胰、薏苡仁共煮汤分次食用。

3. 核桃仁炒韭菜

主要材料：核桃仁60克，韭菜150克。

制作方法：先将核桃仁用麻油炒熟，然后放入韭菜翻炒，待韭菜熟后加盐即可食用。

4. 黑豆黄杞子汤

主要材料：黄芪10克，黑豆10克，枸杞子10克，生姜3克，盐适量。黄芪，非试点地区限执业医师使用。

制作方法：黑豆泡发与其他食材一起，加清水，小火煮至熟透。佐餐食用。

5. 石斛西洋参瘦肉汤

主要材料：猪瘦肉50克，铁皮石斛5克，西洋参2克，大枣8克，盐适量。铁皮石斛、西洋参，非试点地区限执业医师使用。

制作方法：全部食材放入锅内，加清水，大火煮沸后，小火煮1～2小时。佐餐食用。

6．灵芝山药猪骨汤

主要材料：猪骨150克，灵芝10克，山药30克，生姜3克，盐适量。灵芝，非试点地区限执业医师使用。

制作方法：灵芝和去皮的山药切小块，猪骨洗净焯水后捞起备用。所有材料一起放入锅中，加入清水，大火烧开后转小火煲1小时。佐餐食用。

7．玉米须芡实赤小豆煲猪胰汤

主要材料：玉米须5克，芡实7克，赤小豆5克，猪胰50克，茯苓7克，生姜3克，盐适量。

制作方法：芡实、赤小豆清水浸泡半小时。将猪胰白色的筋膜和肥油部分彻底清理，清洗、切段，加生姜，冷水下锅，沥水捞出冲洗干净。将所有食材加入清水中，大火烧开后转小火煲1～2小时。佐餐食用。

8．竹荪山药煲冬菇鸡

主要材料：竹荪10克，山药30克，冬菇15克，胡萝卜30克，鸡肉50克，生姜3克，盐适量。

制作方法：干竹荪切除菌盖后泡发，冲洗后焯水。山药、胡萝卜切块，与泡发的冬菇和鸡肉放入汤煲中，加水适量，大火煮15分钟，改小火煮30分钟，加入竹荪再煮20～30分钟。佐餐食用。

9．鸽肉山药玉竹汤

主要材料：鸽肉50克，山药30克，玉竹12克，生姜3克，盐适量。

制作方法：鸽肉焯水，洗净入锅，加山药、玉竹、生姜和清水，煮至鸽肉烂熟。佐餐食用。

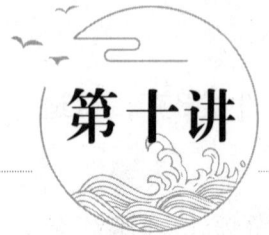

第十讲 高脂血症

·中医认识及分型·

高脂血症是指血中脂类物质浓度增高超出正常范围。高脂血症又叫高脂蛋白血症，由于血液中脂类都与蛋白相结合，以脂蛋白的形式存在，故高脂血症常反映高脂蛋白血症。

中医对高脂血症的诊治具有自身的特点，将其纳入"血瘀""痰湿""脂膏"等范畴，病因在于饮食不节，嗜食油腻甘甜、醇酒厚味，情志失调，过逸少劳等，造成肝、脾、肾三脏功能失调，体内液体代谢失常，形成瘀血、湿浊、痰凝等病理产物，最终致病。该病属于本虚标实之证，以痰瘀为标，正虚为本，常见辨证分型及临床表现如下。

（1）痰浊内阻：身体肥胖，肢体沉重感，头昏多眠，容易困倦，胸闷气短，大便黏或不成形，舌体胖大，舌苔黏腻，脉滑。

（2）痰瘀互结：身体肥胖，肢体沉重感，头昏多眠，容易困倦，胸刺痛或闷痛，口唇暗紫，大便黏腻，舌体胖大，舌苔黏腻，或舌质紫暗，或舌体有瘀点、瘀斑，脉滑或涩。

（3）气滞血瘀：胸部或胁部胀满或针刺样疼痛，情绪低落或急躁易怒，喜欢长叹气，口唇紫暗，舌暗红，有瘀点或瘀斑，脉细涩。

（4）气虚血瘀：气短乏力，精神疲倦，少言懒言，胸部或胁部针刺样疼痛，活动后诱发或加重，出汗多，舌淡暗或淡紫或有瘀斑、瘀点，脉涩。

（5）肝肾阴虚：头晕耳鸣，腰酸腿软，手心、脚心发热，心烦失眠，健忘多梦，舌红，舌苔少，脉细数。

（6）脾虚湿盛：身体困倦，大便不成形或腹泻，饮食无味，食后腹胀，舌淡，舌体胖大有齿痕，舌苔色白黏腻，脉细弱或濡缓。

· 食养原则及建议 ·

（1）会看慧选，科学食养，适量食用食药物质。

（2）因地制宜，合理搭配。

（3）因时制宜，分季调理。

（4）因人制宜，辨证施膳。

（5）吃动平衡，保持健康体重。

（6）调控脂肪，少油烹饪。

（7）食物多样，蛋白质和膳食纤维摄入充足。

（8）少盐控糖，戒烟限酒。

· 推荐食物（表10.1、表10.2）·

表10.1　成人高脂血症人群推荐食物名单

食物类别	宜选择的品种	减少、限制的品种
谷、薯类	糙米、全麦面粉、玉米、青稞、荞麦、黄米、燕麦、小米、高粱、藜麦、红薯、紫薯等	黄油面包，糕点等高热量加工食品，以及油条、油饼等油煎炸食品
肉类	鱼虾类、瘦肉、去皮禽肉等	肥肉、加工肉制品、咸肉、鱼籽、蟹黄、鱿鱼、动物内脏等
蛋类	鸡蛋、鸭蛋等	咸蛋等
奶及奶制品类	脱脂奶、低脂奶、鲜牛奶、低糖酸奶等	奶油、黄油等
大豆及其制品类	黄豆、黑豆、青豆、豆腐、豆腐干等	油豆腐皮、豆腐泡等油炸豆制品
蔬菜类	新鲜蔬菜	腌制蔬菜
水果类	新鲜水果	添加高糖的水果制品
食用油	紫苏油、亚麻籽油、核桃油、橄榄油、茶籽油、菜籽油、葵花籽油、玉米油、芝麻油、豆油、花生油、青稞胚芽油等	棕榈油、椰子油、猪油、牛油、羊油及其他动物油
调味品	低钠盐（每日不超过5克）	酱类、腐乳等高盐调味品；红糖、白糖、糖浆等

表10.2　高脂血症不同证型食药物质及新食品原料推荐

中医证型	食药物质选择	备注
痰浊内阻型	佛手、杏仁（甜、苦）、昆布，香薷、橘红、桔梗、荷叶、葛根、橘皮、薏苡仁、莱菔子、紫苏子、山药、莲子、茯苓、决明子、山楂、白扁豆、菊花、赤小豆	1. 在限定使用范围和剂量内作为食药物质； 2. 食用方法请咨询医生、营养指导人员等专业人员； 3. 试点物质以"+"标记，非试点地区限执业医师使用； 4. 新食品原料以"#"标记，每种每天食用量不能超过相关规定中的使用量，多种联合食用时宜酌情控制食用量
痰瘀互结型	莱菔子、桔梗、白果、薏苡仁、山药、橘皮、昆布、茯苓、荷叶、决明子、山楂、桃仁、杏仁、葛根、白扁豆、沙棘	
气滞血瘀型	佛手、杏仁（甜、苦）、当归、西红花、姜黄、荜茇、桃仁、山楂、重瓣玫瑰、陈皮、刀豆、葛根、决明子	
气虚血瘀型	人参（人工种植≤5年）#、山药、白扁豆、茯苓、莲子、薏苡仁、大枣、昆布、山楂、荷叶、桃仁、决明子、葛根、黄芪+、党参+、西洋参+、沙棘	
肝肾阴虚型	桑椹、枸杞子、菊花、黄精、山茱萸+、百合、天麻+、夏枯草#、山药、荷叶、桑叶、黑芝麻、决明子、山楂、葛根、乌梅、铁皮石斛+	
脾虚湿盛型	人参（人工种植≤5年）#、生姜、山药、白扁豆、茯苓、莲子、薏苡仁、山楂、橘皮、赤小豆、昆布、莱菔子、荷叶、桑叶、决明子、葛根、党参+、麦芽	

·食养方举例·

一、痰浊内阻

（一）经验食养茶饮

1．山楂菊花决明子茶

山楂9克，菊花6克，炒决明子9克。加入适量水，煎煮，分多次代茶饮用。

2．三鲜茶

鲜荷叶、鲜藿香、鲜橘皮各10克，洗净、切碎，用滚开水冲泡或稍煮，分多次代茶饮用。夏天头晕泛恶心者，饮之尤宜。

3．三鲜饮

鲜山楂15克，鲜白萝卜15克，鲜橘皮3克。加水350毫升，一起放入锅中，用小火煮，煮沸后取汁约250毫升。分多次代茶饮。孕妇慎用。

（二）食养方

1．橘红蜇皮鸭肉汤

主要材料：橘红5克，大枣3克，鸭肉30克，海蜇皮10克，冬瓜100克。

制作方法：橘红、海蜇皮分别洗净，稍浸泡；大枣洗净；冬瓜去皮切块；老鸭斩块、焯水、洗净备用。锅中加水适量，水烧开后，放入老鸭煮熟；然后把冬瓜、橘红、海蜇皮、大枣一起下锅，大火煮沸后改小火煲1小时，放入酱油、盐、香菜、葱、蒜末等调味品即可。

用法用量：佐餐食用，1人1次量，可食用7～10天。对鸭肉过敏者禁用。

2．海带冬瓜薏苡仁汤

主要材料：海带30克，冬瓜100克，薏苡仁30克。

制作方法：海带、冬瓜、薏苡仁加入适量水，同煮汤。

用法用量：佐餐食用，1人1次量，可食用7～10天。孕妇慎用。

3．冬瓜莲蓬薏苡仁煲瘦肉

主要材料：冬瓜100克，薏苡仁10克，莲蓬5克，大枣3克，猪瘦肉50克。

制作方法：莲蓬、薏苡仁分别洗净，浸泡30分钟；冬瓜切大块；大枣洗净；猪瘦肉切块、焯水、洗净；将所有原料及清水500毫升放入汤煲中，大火烧开，转小火煲1小时，略微加盐调味即可。

用法用量：佐餐食用，1人1次量，可食用7～10天。孕妇慎用。

二、痰瘀互结

（一）经验食养茶饮

1．山楂薏苡仁饮

山楂3克，薏苡仁15克，炒莱菔子3克，加入适量水，煎煮，分多次代茶饮用。孕妇慎用。

2．山楂菊花决明子茶

山楂、菊花各6克，炒决明子9克，加入适量水，煎煮，分多次代茶饮用。

3．海带绿豆水

海带15克、切丝，绿豆15克，同煮汤，分多次服用。

（二）食养方

1．橘皮佛手山楂粥

主要材料：橘皮6克，佛手6克，山楂3克，粳米30克。

制作方法：橘皮、佛手、山楂与洗净的粳米，加适量水，共煮粥。

用法用量：代早餐食用或佐餐食用，1人1次量，可食用7~10天。孕妇慎用。

2．山楂西兰花炒肉片

主要材料：猪瘦肉40克，西兰花100克，山楂3克。

制作方法：西兰花切开小朵，焯熟备用；猪瘦肉、山楂加水适量煮，煮至猪肉七成熟捞出待凉，切片，浸在用酱油、黄酒、葱、姜、花椒配成的汁中，1小时后沥干。在炒锅内放入适量花生油用小火烧热，放肉片炒至微黄，捞出沥油；将山楂和焯熟的西兰花放油锅内略翻炒，再将肉片放入同炒，用小火烧干汤汁即可。

用法用量：佐餐食用，1人1次量，可食用7~10天。孕妇慎用。

3．鲫鱼山楂萝卜汤

主要材料：鲫鱼70克，白萝卜50克，山楂6克。

制作方法：鲫鱼洗净，沥干水分备用；山楂洗净，备用；白萝卜洗净，切块；锅烧热后加花生油适量，鲫鱼两面稍煎，加水500毫升、料酒和生姜片适量，将山楂、白萝卜同时放入锅中，大火烧开后小火煨40分钟，略微加盐调味即可。

用法用量：佐餐食用，1人1次量，可食用7~10天。孕妇慎用。

4．山楂黑木耳乌鸡汤

主要材料：山楂6克，山药60克，干木耳5克，乌鸡肉40克。

制作方法：乌鸡肉洗净，用水煮去血沫，沥干备用；木耳泡发，沥干备用；山药去皮、切块；山楂清洗后与乌鸡肉、山药、木耳一起放入砂锅中，加适量水煮1小时，略微加盐调味即可。

用法用量：佐餐食用，1人1次量，可食用7～10天。孕妇慎用。

三、气滞血瘀

（一）经验食养茶饮

1. 山楂橘皮饮

山楂6克，生姜3克，橘皮3克，加入适量水，煎煮，分多次代茶饮。孕妇慎用。

2. 菊楂决明饮

菊花、山楂、炒决明子各10克，加入适量水，煎煮，分多次代茶饮用。孕妇慎用。

3. 山楂玫瑰花茶

山楂6克，重瓣玫瑰3克，泡茶，分多次饮用。孕妇慎用。

（二）食养方

1. 猪肉炒山楂

主要材料：猪瘦肉40克，山楂6克。

制作方法：猪瘦肉、山楂，一起加适量水，煮至猪肉七成熟捞出待凉，切成肉条，浸在用酱油、黄酒、葱、姜、花椒配成的汁中，1小时后沥干。在炒锅内放入适量花生油用小火烧热，放肉条炒至微黄，捞出沥油；将山楂放油锅内略翻炒，再将肉条放入同炒，用小火烧干汤汁即可。

用法用量：佐餐食用，1人1次量，可食用7～10天。

禁忌人群：孕妇。

2. 佛手桃仁煲瘦肉

主要材料：佛手10克，桃仁（去皮尖）3克，猪瘦肉40克。

制作方法：猪瘦肉清洗干净，桃仁（去皮尖）、佛手一起捣烂如泥，把全部用料放入锅内，加适量水，大火煮沸后，小火煮1小时。

用法用量：佐餐食用，1人1次量，可食用7～10天。

四、气虚血瘀

（一）经验食养茶饮

1. 山楂甘草茶

山楂3克，甘草6克。加入适量水，煎煮，分多次代茶饮用。孕妇慎用。

2. 山楂甘草薏苡仁饮

甘草、山楂、薏苡仁各9克，加入适量水，煎煮，分多次代茶饮用。孕妇慎用。

3. 荷叶山楂饮

荷叶9克，山楂3克，加入适量水，煎煮，分多次代茶饮用。孕妇慎用。

（二）食养方

1. 芪参鲤鱼汤

主要材料：当归3克，黄芪3克，党参5克，鲤鱼60克，生姜2片。

制作方法：鲤鱼洗净，去腥线，沥干水分备用；当归、黄芪、党参洗净，放入纱布袋中备用；锅烧热后加花生油适量，鲤鱼稍煎至两面微黄，加水500毫升、料酒适量和生姜，将黄芪、党参同时放入锅中，大火烧开后小火煨40分钟，略微加盐调味即可。

用法用量：佐餐食用，1人1次量，可食用7～10天。党参、黄芪，非试点地区限执业医师使用。此汤中的党参、黄芪可以用山药10克、人参（人工种植≤5年）3克代替。气火亢盛所致眼干目涩、尿赤便秘等症状者慎用。

2．桃仁鸡

主要材料：桃仁（去皮尖）3克，山药15克，大枣3克，龙眼肉5克，鸡肉50克，生姜1片。

制作方法：鸡肉焯水，清水冲洗干净，将桃仁（去皮尖）、山药、大枣、龙眼肉、生姜，同鸡肉一起放入汤煲，加适量水，大火烧开，小火煲60分钟，略微加盐调味即可。

用法用量：佐餐食用，1人1次量，可食用7～10天。孕妇慎用。

3．归芪鸡汤

主要材料：当归10克，黄芪6克，生姜2片，鸡肉50克。

制作方法：鸡块洗净，用水煮去血沫，沥干备用；将黄芪、当归清洗后放入纱布袋中，与鸡肉、生姜一起放入砂锅中，加适量水，煮1小时，略微加盐调味即可。

用法用量：佐餐食用，1人1次量，可食用7～10天。黄芪，非试点地区限执业医师使用。此汤中的黄芪可以用山药10克、人参（人工种植≤5年）3克代替。气火亢盛所致面赤眼干等症状者慎用。

五、肝肾阴虚

（一）经验食养茶饮

1．杞菊饮

枸杞子6克，菊花6克，炒决明子9克，绿茶3克。加入适量水，煎煮，分多次代茶饮用。

2．山楂菊花决明子茶

山楂、菊花各6克，炒决明子9克。加入适量水，煎煮，分多次代茶饮用。

3．荷叶夏枯草枸杞茶

鲜荷叶20克，夏枯草9克，枸杞子6克。水煎，分多次代茶饮用。

（二）食养方

1．枸杞芝麻蔬菜饼

主要材料：枸杞子5克，黑芝麻2克，枸杞叶10克，糯米粉50克，粳米粉50克，鸡蛋液20克。

制作方法：黑芝麻炒熟备用；鸡蛋打入碗中，搅匀；枸杞叶择洗干净；锅中倒油烧热，下葱花炝锅，倒入酱油和适量水烧开，倒入鸡蛋液，放枸杞叶煮沸，加盐，淋香油成汤汁备用；糯米粉、粳米粉、黑芝麻加备用汤汁揉成团，和均匀后揉成长条，分段按成饼，包入枸杞子，捏成团上锅蒸30分钟后出锅即可。

用法用量：代早餐食用或佐餐食用，1人1次量，可食用7～10天。枸杞叶可用其他绿色蔬菜代替。脾虚厌食、腹胀消化不良者慎用。

2．黄精枸杞焖鸭

主要材料：黄精10克，枸杞子3克，玉竹3克，鸭肉30克，生姜2片。

制作方法：鸭肉焯水、切块、洗净；黄精、枸杞子、玉竹、生姜一起放入煲中，加水适量，大火烧沸，小火炖1小时，略微加盐调味即可。

用法用量：佐餐食用，1人1次量，可食用7～10天。

3．枸杞芝麻粥

主要材料：枸杞子3克，黑芝麻5克，粳米30克。

制作方法：黑芝麻、枸杞子洗净备用；粳米洗净，温水泡30分钟备用；将黑芝麻、枸杞子放入砂锅中，加水500毫升，大火煮沸后改小火煮10分钟，加粳米继续煮30分钟即可。

用法用量：代早餐食用，1人1次量，可食用7~10天。

4．枸杞子炖兔肉

主要材料：枸杞子3克，黄精10克，兔肉50克。

制作方法：兔肉洗净，切成小块，入锅焯水；枸杞子、黄精洗净；生姜洗净切片；砂锅内放入清水，加入兔肉块、黄精、料酒、姜片，大火烧开后小火慢炖30分钟；待兔肉熟烂，再加入枸杞子煮5分钟；略微加盐调味即可。

用法用量：佐餐食用，1人1次量，可食用7~10天。湿热内蕴所致大便黏腻、口舌生疮等症状者慎用。

六、脾虚湿盛

（一）经验食养茶饮

1．健脾饮

橘皮6克，荷叶6克，山楂3克，麦芽10克。将橘皮、荷叶切丝，和山楂、麦芽一起，加水500毫升煎煮30分钟，去渣留汁，分多次代茶饮用。孕妇慎用。

2．三花橘皮茶

重瓣玫瑰、茉莉花、代代花、荷叶各10克，橘皮3克，研为细末，开水冲泡，分多次代茶饮用。

3．山楂橘皮茶

山楂12克，橘皮10克，甘草3克。加入适量水，煎煮，分多次代茶饮用。孕妇慎用。

（二）食养方

1．山药芡薏粥

主要材料：山药15克，薏苡仁12克，芡实6克，粳米20克。

制作方法：山药去皮，切成细条备用；将薏苡仁淘洗干净，先泡

30分钟备用；薏苡仁放入砂锅中，加水300毫升，大火煮沸后改小火煮20分钟，加山药、粳米、芡实，继续煮30分钟即可。

用法用量：代早餐食用或佐餐食用，1人1次量，可食用7～10天。孕妇、内热旺盛所致头目潮红、尿赤便干等症状者慎用。

2. 山药茯苓煲乳鸽

主要材料：山药10克，茯苓5克，龙眼肉3克，乳鸽20克，猪瘦肉20克。

制作方法：山药、茯苓洗净浸泡60分钟，龙眼肉洗净；乳鸽处理干净；猪瘦肉切块；将乳鸽和猪瘦肉焯水；将所有原料放入汤煲中，加适量水，大火烧开，转小火煲60分钟，略微加盐调味即可。

用法用量：佐餐食用，1人1次量，可食用7～10天。

3. 扁豆大枣蒸海鱼

主要材料：白扁豆10克，大枣6克，芫荽10克，带鱼40克。

制作方法：白扁豆、大枣洗净；锅中倒入适量开水，放入白扁豆、大枣煮熟后捞出；带鱼切花刀，放入盘中，倒上少许料酒、酱油；将带鱼放入蒸锅，撒盐少许；芫荽切碎撒在带鱼上，把白扁豆、大枣均匀平铺在带鱼表面，大火蒸20分钟，熟后出锅即可。

用法用量：佐餐食用，1人1次量，可食用7～10天。对鱼肉过敏者禁用。

4. 茯苓赤小豆粥

主要材料：茯苓10克，赤小豆10克，粳米20克。

制作方法：茯苓、赤小豆洗净备用；粳米洗净，温水泡30分钟备用；将茯苓、赤小豆放入砂锅中，加适量水，大火煮沸后改小火煮10分钟，加粳米继续煮30分钟即可。

用法用量：代早餐食用或佐餐食用，1人1次量，可食用7～10天。孕妇、实热内盛所致头目潮红、尿赤便干等症状者慎用。

5．芡实八珍糕

主要材料：芡实、山药、茯苓、莲子、薏苡仁、白扁豆各3克，人参3克，米粉15克。

制作方法：芡实、山药、茯苓、莲子、薏苡仁、白扁豆、人参一起研碎；与米粉共研为细粉，搅匀蒸糕。

用法用量：佐餐食用，1人1次量，可食用7～10天。孕妇慎用。

第十一讲　高血压

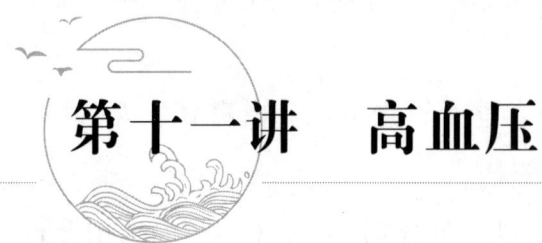

·中医认识及分型·

高血压是指以动脉收缩压（SBP）和/或舒张压（DBP）增高，常伴有心、脑、肾和视网膜等器官功能性或器质性改变为特征的全身性疾病，继发于其他疾病的高血压称为继发性高血压；对于迄今原因尚未完全阐明的高血压称为原发性高血压，常称为高血压病。

高血压属于中医学的"眩晕""头痛"等范畴。临床主要表现为头晕、头胀、头痛，或头重脚轻，或如坐车船，常伴耳鸣心悸，血压升高。中医认为高血压的发生与五志过极、年老体迈、饮食不节等有关，其发病与五脏相关，但主要病位在心、肝、脾、肾，病性有实有虚，临床多以虚实夹杂为主。常见辨证分型及临床表现如下。

（1）肝火上炎：以头晕胀痛、面红目赤、烦躁易怒为主症，兼见耳鸣如潮、胁痛口苦、便秘溲黄等症，舌红，苔黄，脉弦数。

（2）痰湿内阻：以头重如裹为主症，兼见胸脘痞闷、纳呆恶心、呕吐痰涎、身重困倦、少食多寐等症，苔腻，脉滑。

（3）瘀血内阻：以头痛如刺、痛有定处为主症，兼见胸闷心悸、手足麻木、夜间尤甚等症，舌质暗，脉弦涩。

（4）阴虚阳亢：以眩晕、耳鸣、腰酸膝软、五心烦热为主症，兼见头重脚轻、口燥咽干、两目干涩等症，舌红，少苔，脉细数。

（5）肾精不足：以心烦不寐、耳鸣腰酸为主症，兼见心悸健忘、失眠梦遗、口干口渴等症，舌红，脉细数。

（6）气血两虚：以眩晕时作、短气乏力、口干心烦为主症，兼见面白、自汗或盗汗、心悸失眠、纳呆、腹胀便溏等症，舌淡，脉细。

（7）冲任失调：妇女月经来潮前后或更年期出现头痛、头晕为主症，兼见心烦、失眠、胁痛、全身不适等症，血压波动，舌淡，脉弦细。

·食养原则及建议·

（1）监测血压自我管理。

（2）戒烟限酒心理平衡。

（3）吃动平衡健康体重。

（4）合理膳食科学食养。

（5）减钠增钾饮食清淡。

·食药物质推荐（表11.1、表11.2）·

表11.1　高血压不同证型食药物质推荐

中医证型	食药物质	备注
肝火上炎证	菊花、决明子、槐花、槐米、金银花、桑叶、薄荷	1．在限定使用范围和剂量内作为食药物质； 2．食用方法请咨询医师、营养指导人员等专业人员； 3．试点物质以"+"标记，非试点地区限执业医师使用
痰湿内阻证	山楂、薏苡仁、橘皮、藿香、茯苓、佛手、莱菔子、枳椇子、木瓜、橘红、紫苏子、草果	
瘀血内阻证	山楂、桃仁、余甘子、鲜白茅根、当归、姜黄	
阴虚阳亢证	菊花、决明子、葛根、牡蛎、枸杞子、鲜芦根、天麻+	
肾精不足证	覆盆子、桑椹、莲子、肉桂、枸杞子、牡蛎、百合、黄精、黑芝麻	
气血两虚证	阿胶、龙眼肉、大枣、蜂蜜、山药、当归、灵芝、黄芪+	
冲任失调证	枸杞子、覆盆子、桑椹、大枣、当归、阿胶、山药、肉桂	

表11.2　华南地区四季食谱示例

春季食谱1	
早餐	荠菜饼（荠菜50克、牡蛎*20克、胡萝卜20克、面粉30克） 萝卜糕（白萝卜20克、糯米粉30克、瑶柱5克、虾仁10克） 黑芝麻糊（200毫升）
中餐	杂豆饭（芸豆15克、眉豆15克、大米50克） 洋葱木耳牛肉（洋葱150克、木耳50克、牛肉50克）

（续表）

中餐	清炒茼蒿（茼蒿250克） 鲫鱼汤（鲫鱼50克）
加餐	草莓（200克）
晚餐	荞麦饭（荞麦10克、大米50克） 上汤豌豆苗（豌豆苗250克） 白灼虾（虾80克、生姜*10克）
油、盐	全天总用量：植物油25克、盐3克
春季食谱2	
早餐	火麻仁瘦肉粥（火麻仁*5克、猪瘦肉25克、大米80克、芥菜50克） 蒸南瓜（南瓜100克） 豆浆（200毫升）
中餐	黑米饭（黑米20克、大米60克） 韭菜炒蛋（韭菜100克、鸡蛋50克） 醋椒水芹菜（水芹菜150克、柿子椒30克） 海带玉米排骨汤（海带50克、玉米50克、猪排骨60克）
晚餐	二米饭（小米20克、大米60克） 清炒黄豆芽（黄豆芽100克） 葱烧海参（大葱50克、海参50克） 菜花瘦肉汤（菜花150克、猪瘦肉50克、香菇30克、生姜*10克）
油、盐	全天总用量：植物油20克、盐4克
春季食谱3	
早餐	瘦肉粥（猪瘦肉50克、小米10克、大米60克、生姜*10克） 蒸山药（山药*150克） 低脂牛奶（200毫升）

（续表）

中餐	紫米饭（紫米20克、大米60克） 牛肉炖马铃薯（牛肉50克、马铃薯100克、番茄50克） 凉拌菠菜（菠菜200克） 无花果老鸭汤（无花果30克、鸭肉100克、生姜*10克）
晚餐	薏苡仁饭（薏苡仁*20克、大米60克） 清炒西兰花（西兰花150克、胡萝卜50克） 鸡丝芦笋（鸡胸肉50克、芦笋100克） 裙带菜鸡蛋豆腐汤（裙带菜10克、鸡蛋50克、豆腐100克、生姜*10克）
油、盐	全天总用量：植物油25克、盐3克
夏季食谱1	
早餐	荷叶粥（荷叶*8克、莲子*10克、粳米60克） 毛豆炒蛋（毛豆30克、鸡蛋50克） 素炒马齿苋（马齿苋*100克） 低脂牛奶（200毫升）
中餐	玉米饭（玉米粒25克、大米70克） 黑豆橘皮鲫鱼汤（黑豆10克、橘皮*8克、鲫鱼50克） 茶树菇炒里脊（茶树菇100克、猪里脊肉30克） 蒜蓉丝瓜（丝瓜200克）
晚餐	燕麦饭（燕麦15克、大米40克） 罗汉果冬瓜煲排骨（罗汉果*10克、冬瓜100克、猪排骨50克） 莲藕海带焖鸭（莲藕65克、海带50克、鸭肉30克） 清炒芥蓝（芥蓝200克）
油、盐	全天总用量：植物油20克、盐3克

（续表）

夏季食谱2	
早餐	燕麦粥（燕麦25克、大米25克） 紫苏炒蛋（紫苏*30克、鸡蛋50克） 秋葵蛏子（秋葵75克、蛏子40克） 低脂牛奶（200毫升）
中餐	紫米饭（紫米30克、大米70克） 茯苓鸡汤（茯苓*5克、鸡肉50克） 佛手瓜炒肉（佛手瓜100克、猪瘦肉50克） 白菜虾皮（白菜200克、虾皮5克）
晚餐	荞麦饭（荞麦10克、大米30克） 葛根赤小豆薏苡仁排骨汤（葛根*8克、赤小豆*15克、薏苡仁*10克、猪排骨50克） 木耳蒸鱼片（木耳*100克、鲈鱼50克） 清炒青菜（油菜200克）
油、盐	全天总用量：植物油19克、盐3克
夏季食谱3	
早餐	大枣小米糕（大枣*3颗、小米面70克） 牛奶红豆羹（牛奶200毫升、赤小豆*15克） 花生芽炒肉丝（花生芽60克、猪瘦肉30克） 煮鸡蛋（鸡蛋50克）
中餐	糙米饭（糙米35克、大米70克） 石斛老鸭汤（铁皮石斛*6克、鸭肉50克、生姜*10克） 马铃薯茄条炖牛肉（马铃薯75克、茄子75克、牛肉50克） 清炒红苋菜（红苋菜200克）
晚餐	黑米饭（黑米20克、大米60克） 银耳瘦肉汤（银耳10克、猪瘦肉50克） 彩椒茭白豆丝（柿子椒75克、茭白50克、豆腐丝45克） 素炒苦瓜（苦瓜200克）

（续表）

油、盐	全天总用量：植物油21克、盐4克
秋季食谱1	
早餐	煮鹌鹑蛋（鹌鹑蛋50克） 黑芝麻山药羹（黑芝麻*10克、山药*50克） 牛奶（250毫升）
中餐	洋葱饭（洋葱50克、大米75克） 菊花炒肉片（猪瘦肉50克、菊花*30克） 玉米烩蛤蜊（玉米50克、番茄50克、蛤蜊50克） 上汤芥菜（芥菜150克）
晚餐	红薯黑米饭（红薯50克、黑米10克、大米40克） 秋葵虾仁扒豆腐（虾仁50克、秋葵75克、豆腐50克） 荸荠烧茄瓜（荸荠50克、茄子75克） 紫菜花枝苦瓜汤（紫菜15克、墨鱼50克、苦瓜50克）
油，盐	全天总用量：植物油12克、盐3克
秋季食谱2	
早餐	茯苓黄芪粥（茯苓*10克、黄芪*6克、大米35克） 扁豆大枣包（白扁豆*15克、大枣*10克、面粉35克） 煮鸡蛋（鸡蛋50克）
中餐	薏苡仁饭（薏苡仁*20克、大米70克） 决明党参蒸鳗鱼（鳗鱼75克、党参*5克、决明子*5克） 西芹豆芽百合炒肉丝（西芹80克、绿豆芽80克、百合*80克、猪瘦肉25克） 蚌须汤（河蚌25克、玉米须15克、黄蘑30克）
晚餐	山药红米饭（山药*25克、红米25克、大米30克） 白切鸡（鸡肉50克） 荷塘小炒（莲藕50克、荷兰豆75克、木耳30克、胡萝卜75克）

（续表）

晚餐	参枣牛展汤（牛腱子肉50克、当归*5克、党参*5克、大枣*10克）
油，盐	全天总用量：植物油12克、盐3克
秋季食谱3	
早餐	鸡蛋肠粉［糯米粉60克、澄粉（小麦淀粉）20克、玉米淀粉10克、鸡蛋50克、生菜30克］ 豆浆（250毫升）
中餐	赤小豆玉米饭（赤小豆*25克、玉米25克、大米100克） 决明炖乌鸡（乌鸡肉90克、决明子*5克、生姜*3克） 翡翠金豆（芥蓝150克、白果*20克、核桃仁10克、木耳30克） 杜仲枸杞猪肚汤（猪肚25克、杜仲叶*5克、枸杞子*5克、生姜*3克）
晚餐	核桃虾仁炒米饭（核桃仁10克、虾仁30克、大米100克） 芹菜炒瘦肉（芹菜50克、猪瘦肉50克） 炒杂菇（口蘑60克、香菇30克、海鲜菇30克、胡萝卜20克、柿子椒10克、鸡肉30克）
油，盐	全天总用量：植物油15克、盐3克
冬季食谱1	
早餐	芹菜瘦肉粥（芹菜10克、猪瘦肉25克、大米50克） 桂花糕（桂花10克、糯米粉20克） 虾皮蒸蛋（虾皮5克、鸡蛋50克）
中餐	紫米饭（紫米50克、大米50克） 冬菇莴笋腰果炒虾仁（冬菇15克、莴笋25克、腰果8克、虾仁30克） 胡萝卜紫苏南瓜花酿（胡萝卜25克、紫苏*5克、南瓜花50克、猪肉50克） 木瓜豆芽蚬子汤（木瓜*10克、黄豆芽35克、蚬子30克）

（续表）

晚餐	银耳炒凤尾菇（银耳10克、凤尾菇15克） 兔肉山药羹（山药*180克、兔肉25克） 青豆玉米须焖饭（青豆10克、玉米须10克、大米40克） 大枣西洋菜老母鸡汤（大枣*5克、西洋菜40克、鸡肉25克）
油、盐	全天总用量：植物油20克、盐3克
冬季食谱2	
早餐	牛奶藜麦粥（牛奶100克、藜麦50克） 腐竹木耳糍粑（腐竹20克、木耳30克、糯米粉50克） 核桃花生豆浆（核桃仁5克、花生5克、黄豆20克）
中餐	米粉（米粉100克、猪五花肉10克、牛腱子肉20克、鸡蛋50克、黄豆10克） 金针菇炒韭菜（金针菇40克、韭菜60克） 莲藕香菇瘦肉丸子（莲藕15克、香菇20克、猪瘦肉20克） 枸杞炖牛蛙（枸杞子*5克、牛蛙20克）
晚餐	番茄百合马铃薯（番茄20克、百合*5克、马铃薯100克） 素炒圆白菜菠萝（圆白菜100克、菠萝30克） 芡实萝卜炖羊肉（芡实*5克、白萝卜10克、羊肉25克） 当归乳鸽汤（当归*5克、鸽肉25克）
油、盐	全天总用量：植物油20克、盐3克
冬季食谱3	
早餐	天麻小米粥（天麻*5克、小米30克、粳米30克） 槐花鸡蛋饼（槐花*20克、鸡蛋50克） 香蕉牛奶圣女果羹（香蕉50克、牛奶150毫升、圣女果20克）

（续表）

中餐	糯米饭（糯米30克、大米70克） 冬笋口蘑荷兰豆（冬笋20克、口蘑20克、荷兰豆30克） 彩椒腰花（柿子椒40克、猪腰30克） 鹅肉烧冬瓜（洋葱30克、冬瓜30克、鹅肉80克）
晚餐	干煸菜花（菜花50克） 橘子豆腐焖鲶鱼（橘子5克、豆腐40克、鲶鱼30克） 黑豆黑芝麻粥（黑豆15克、黑芝麻*10克、大米60克、糯米40克） 猪肚瘦肉汤（猪肚15克、猪瘦肉15克、大枣*10克、薏苡仁*10克、生姜*5克）
油、盐	全天总用量：植物油20克、盐3克
注：1. 本系列食谱可提供能量1 600～2 000千卡，全天钠＜2 000毫克，钾＞2 500毫克。 2. *为食谱中用到的食药物质：如大枣、罗汉果、紫苏等。党参、黄芪、铁皮石斛、杜仲叶、天麻，非试点地区限执业医师使用	

·食养方举例·

一、肝火上炎

1. 芹菜粳米瘦肉粥

主要材料：芹菜50克，粳米50克，枸杞子10克，猪瘦肉20克。

制作方法：芹菜洗净切碎，与粳米、枸杞子、猪瘦肉末同煮为粥，佐餐食用。

2. 枸杞菊花决明饮

主要材料：枸杞子10克，菊花10克，炒决明子15克。

制作方法：枸杞子、菊花、炒决明子同煮，去渣取汁，调入冰糖，代茶饮。

二、痰湿内阻

1．橘皮饭

主要材料：橘皮10克，粳米100克。

制作方法：橘皮洗干净表面的灰尘，剪成小条，同粳米煮饭，佐餐食用。

2．雪羹汤

主要材料：荸荠、海蜇头各100克。

制作方法：荸荠、海蜇头一同煮汤，佐餐食用。

三、瘀血内阻

1．山楂粥

主要材料：山楂20克，粳米100克。

制作方法：山楂冲洗干净，煮水取汁与粳米一起熬制成粥，可加少量红糖调味，佐餐食用。

2．归芪蒸鸡

主要材料：鸡1只，黄芪、当归各30克。

制作方法：鸡宰杀后去毛及内脏，将黄芪、当归塞入鸡腹内，加适量葱、盐，隔水蒸至鸡肉熟烂即可。佐餐分次食用。黄芪，非试点地区限执业医师使用。

四、阴虚阳亢

1．苦丁菊花茶

主要材料：苦丁茶15克，菊花10克。

制作方法：苦丁茶、菊花开水冲泡，加冰糖少许，代茶饮。

2．百合银耳雪梨羹

主要材料：百合10克，银耳10克，雪梨25克，枸杞子5克。

制作方法：百合、银耳、雪梨、枸杞子加冰糖适量，小火熬制成羹，佐餐食用。

五、肾精不足

1．乌鸡菌汤

主要材料：乌鸡1只，木耳、香菇各30克，枸杞子15克。

制作方法：乌鸡、木耳、香菇、枸杞子，小火同煮1小时，熬成浓汤，佐餐分次食用。

2．桑椹粥

主要材料：桑椹15克，粳米50克。

制作方法：桑椹、粳米同煮成粥，佐餐食用。

六、气血两虚

1．莲子百合枣羹

主要材料：莲子15克，百合12克，大枣5枚，糯米50克。

制作方法：莲子、百合、大枣、糯米加水同煮，成粥后加入少量冰糖，佐餐食用。

2．黄芪当归鲫鱼汤

主要材料：黄芪15克，当归10克，鲫鱼100克，生姜3片。

制作方法：鲫鱼除去鱼鳞和内脏，洗净切块，同黄芪、当归、生姜煮至熟烂，加盐调味即可，佐餐食用。黄芪，非试点地区限执业医师使用。

七、冲任失调

1．当归羊肉萝卜汤

主要材料：当归10克，羊肉50克，白萝卜100克，生姜3片。

制作方法：当归、羊肉、白萝卜、生姜加适量水，小火熬制成汤，佐餐食用。

2．阿胶鸡蛋汤

主要材料：鸡蛋1个，阿胶6克。

制作方法：用清水加热化开阿胶，然后打入鸡蛋，搅拌均匀，加热煮成蛋花汤，出锅前加盐调味，佐餐食用。

第十二讲　高尿酸血症与痛风

·中医认识与分型·

　　痛风是人体内嘌呤代谢紊乱，尿酸的合成增加或排出减少，造成高尿酸血症，血尿酸浓度过高时，尿酸以钠盐的形式沉积在关节、软骨和肾脏中，引起反复发作的关节炎、结石，导致关节畸形、肾脏改变等的一组代谢性疾病，属中医学"痹病"范畴。主要病机为湿浊阻络，常以利湿泄浊，化瘀通络的方法进行治疗。

　　高尿酸血症期，症状并不明显，多属于痰浊瘀阻或湿浊阻碍，调治宜健脾祛湿化浊为主。痛风急性期，中医证型以湿热痹阻、痰瘀阻络为多见，调治以清热利湿为主；缓解期以肝肾亏虚为常见，调治以补益肝肾为主。整个病程中，利水渗湿药、清热药、祛风湿药、活血化瘀药、补气药、补血药应用最多，从功效使用排序及药物出现频次分析，与病因病机多数吻合。

　　在痛风的各种诱发因素中，饮食不当占首位。健康平衡的营养饮食是痛风人群日常保健最为关键的一环。因此在药物治疗痛风的同时，应高度重视痛风人群的日常饮食保健。本文以现代医学和中国传统医学治疗痛风的理论为依据，总结归纳了痛风人群日常的饮食原则，并以此为指导，设计了适合痛风急性发作期人群使用的一周食谱，并进行简要分析。

· 食养原则与建议 ·

一、选择低嘌呤食物

痛风人群急性发作期和非急性发作期都尽可能选择嘌呤含量低的第一类食物，适当增选嘌呤含量中等的第二类食物，避免嘌呤含量高的第三类食物（表12.1）。急性发作期每日嘌呤摄入量应严格控制在150毫克以下。

表12.1　嘌呤含量低、中、高三类食物举例

（根据《中国食物成分表2004》整理）

嘌呤含量低的食物	嘌呤含量较少，100克含量小于50毫克； 1. 谷薯类：大米、米粉、小米、糯米、大麦、小麦、荞麦、富强粉、面粉、通心粉、挂面、面条、馒头、麦片、白薯、马铃薯、芋头； 2. 蔬菜类：白菜、卷心菜、芥菜、芹菜、青菜叶、蕹菜、芥蓝、茼蒿、韭菜、黄瓜、苦瓜、冬瓜、南瓜、丝瓜、西葫芦、菜花、茄子、豆芽、青椒、萝卜、胡萝卜、洋葱、番茄、生菜、泡菜、咸菜、葱、姜、蒜、荸荠； 3. 水果类：橙子、橘子、梨、桃、西瓜、哈密瓜、香蕉、苹果、果干、水果糖浆、果酱； 4. 奶类：鸡蛋、鸭蛋、皮蛋、牛奶、奶粉、起司、酸奶、炼乳； 5. 坚果及其他：瓜子、杏仁、栗子、莲子、花生、核桃仁、花生酱、枸杞子、茶、咖啡、巧克力、可可、油脂、猪血、猪皮、海参、海蜇皮、海藻、红枣、葡萄干、木耳、蜂蜜

（续表）

嘌呤含量中等的食物	嘌呤含量较高，每100克含50～150毫克嘌呤，每周可食用2～4次，每次不超过100克； 1. 豆类及谷胚糠：米糠、麦麸、麦胚、粗粮、绿豆、红豆、花豆、豌豆、青豆、菜豆、黑豆、豆腐干、豆腐； 2. 肉类：猪肉、牛肉、羊肉、鸡肉、兔肉、鸭、鹅、鸽、火鸡、火腿； 3. 水产类：鳝鱼、鳗鱼、鲤鱼、草鱼、鳕鱼、鲑鱼、黑鲳鱼、比目鱼、鱼丸、虾、乌贼、螃蟹
嘌呤含量高的食物	嘌呤含量高，每100克含150～1 000毫克嘌呤，原则上痛风人群禁食。 1. 动物内脏类：猪肝、牛肝、牛肾、猪小肠、脑、胰脏； 2. 部分水产：白带鱼、白鲇鱼、沙丁鱼、凤尾鱼、鲢鱼、鲭鱼、小鱼干、牡蛎、蛤蜊； 3. 肉汁类及其他：浓肉汁、浓鸡汤、浓肉汤、火锅汤、酵母、香菇、紫菜

二、合理选择蛋白质种类

蛋白质代谢时产生较多嘌呤，因此痛风人群尤其是在急性发作期，应适当降低蛋白质的总摄入比例。蛋类、奶类中的嘌呤含量较低，可作为饮食中优质蛋白的主要来源。值得注意的是，酸奶中乳酸含量较多，可抑制或减低尿酸的排泄，故不宜饮用。如果使用畜、鱼、禽类等，应用水煮开，可使约50%的嘌呤溶解在汤中，然后弃汤食用，可以减少嘌呤的摄入量。传统观点认为豆类及豆制品中嘌呤含量高，不宜使用，但有研究显示，黄豆并不会增加痛风患者急性发作的风险。但是，笔者仍建议痛风人群食用时注意用量，控制在每日30克之内。豆制品中豆腐干的嘌呤含量相对较低，可以适量食用。

三、保证主食的数量和种类

保证摄入足够的碳水化合物可防止因供能不足导致机体产生过量酮体。代谢时酮体与尿酸相互竞争排出，会使血尿酸水平升高，促使痛风急性发作。此外，应适当增加主食的种类。小米、玉米等杂粮嘌呤含量低于大米，而钾、镁含量大大高于大米，而且中医认为小米性味甘平，能健脾和胃、利尿消肿。玉米性味甘平，能利水通淋、健脾开胃，现代研究认为玉米可降脂、降压，也是较好的主食选择。另外，嘌呤含量低的山药、甘薯、马铃薯、薏苡仁等也可作为主食的备选种类搭配使用。

四、选择碱性蔬果

蔬菜和水果中含有丰富的维生素和矿物质，可促进体内尿酸的代谢。尤其是碱性蔬果，有助于降低血液和尿液的酸度，从而促进尿酸在人体内的代谢和排出。中医治疗痛风常用利湿泄浊的方法，碱性蔬果大多有利尿作用，因此非常适合痛风人群。蔬果中，西瓜、冬瓜、紫色茄子、上海青、生菜、萝卜、洋葱、核桃仁、杏仁、柑橘、樱桃、葡萄、草莓等能帮助降低痛风患者的血尿酸浓度，其中有部分可以增加尿中的尿酸浓度，促进尿酸排出，是痛风人群不错的选择。

五、保证水的足够摄入

痛风人群的每天饮水量应达2 000 ~ 3 000毫升，可稀释血液中的尿酸浓度，并增加尿酸盐的排泄，酸性环境下尿酸盐容易沉积，而碱性环境则有利于尿酸的排泄，因此宜适当饮用碱水，如矿泉水、苏打水。痛风性肾病致肾功能不全时应根据病情适当限制水的摄入量。

六、限制脂肪

痛风人群易合并肥胖、高血压、脂肪肝、胆结石等疾病，常需要低脂肪膳食。而且脂肪可阻碍肾脏排泄尿酸，在痛风急性发作期更应限制。日常饮食中脂肪主要来源于烹调油，因此，需要注意减少每日烹调油用量，植物油每天控制在25～50克。植物油中，花生油、豆油的嘌呤含量较高，不建议使用。山茶油和橄榄油的不饱和脂肪酸和单不饱和脂肪酸含量较高，可以有效预防肥胖、高血压、高血脂及心血管的发生风险，因此高温烹调可选用山茶油，凉拌可选用橄榄油。

七、限制甜食

痛风人群适宜的低嘌呤饮食常常是高碳水化合物的。在保证足够的碳水化合物摄入的同时，要限制其他甜食的过分摄入，尤其是富含果糖的食物。因为有研究表明，果糖可能是高尿酸的一个危险因素，果糖可加速人体嘌呤核苷酸降解和嘌呤合成，从而升高血尿酸水平。因此在痛风人群日常饮食中，需要适量选用那些低嘌呤却含有大量果糖的食物，如蔗糖、甜菜糖、蜂蜜、果汁等。

八、禁酒

饮酒是痛风发作的一个常见的诱发因素。尽管酒精类饮料的嘌呤含量不高，但是过度饮酒可使体内乳酸增多，抑制尿酸排出，并促进嘌呤分解，使尿酸增高，诱发痛风发作，故应禁用各种酒类。

九、选择有降尿酸作用的食物

部分日常食物本身就具有降尿酸的作用。如百合、葡萄、大蒜、薏苡仁、玉米、山楂、荷叶、山药等，尤其是百合，含有天然的秋水仙碱。在日常的饮食中，痛风人群应该在遵循营养学的要求下，适量增加此类食物的比例。

·痛风人群的食谱设计举例·

以一位年龄为30岁、体重为50千克、痛风急性发作期、遵医嘱口服降尿酸药物的女性患者为例（表12.2）。

表12.2　痛风急性发作期一周食谱设计

	早餐	中餐	晚餐
周一	小米山药粥（小米50克，山药100克） 水煮蛋50克 清炒卷心菜（卷心菜100克，山茶油5克）	蒜泥茄子（茄子100克，大蒜5克） 苦瓜炒牛肉（苦瓜100克，牛肉20克，山茶油5克） 蒸南瓜100克 米饭150克 葡萄100克	白薯100克 牛奶200克 凉拌胡萝卜（胡萝卜100克，橄榄油5克）
周二	牛奶200克 玉米面馒头（玉米面20克，小麦粉30克） 凉拌豆腐丝（豆腐丝50克，橄榄油5克）	百合炒木耳（百合50克，木耳100克，山茶油5克） 番茄炒鸡蛋（番茄100克，鸡蛋50克，山茶油5克） 杂粮饭（薏苡仁10克，粳米70克，小米20克）	煮玉米（玉米100克） 蒜香西兰花（西兰花100克，大蒜10克） 白灼青菜（青菜50克，橄榄油5克）

（续表）

	早餐	中餐	晚餐
周三	百合粥（百合50克，粳米20克，薏苡仁30克） 水煮蛋50克 苹果100克	丝瓜炒牛肉（丝瓜100克，牛瘦肉30克，山茶油5克） 洋葱甘蓝拌木耳（洋葱50克，木耳50克，甘蓝50克，橄榄油10克） 紫薯饭（紫薯200克，粳米30克）	冬瓜薏苡仁粥（冬瓜50克，薏苡仁30克，粳米30克） 蒸南瓜100克 清炒黄瓜（黄瓜150克，山茶油5克）
周四	牛奶200克 苏打饼干50克 蒸鸡蛋50克 凉拌黄瓜50克	玉米粒炒百合（玉米50克，百合50克，山茶油5克） 地三鲜（马铃薯50克，茄子50克，青椒50克，山茶油5克） 米饭100克	萝卜粳米粥（萝卜50克，粳米20克） 凉拌青菜叶（青菜100克，橄榄油5克） 紫薯200克
周五	薏米粥（粳米30克，薏苡仁20克） 水煮蛋50克 素炒西葫芦（西葫芦100克，山茶油5克）	西芹炒牛肉（西芹150克，牛瘦肉30克，山茶油5克） 凉拌青红萝卜（青萝卜50克，胡萝卜50克，橄榄油5克） 米饭150克	清汤面（挂面30克，青菜叶10克） 素炒蕹菜（蕹菜100克，山茶油5克） 香蕉100克

（续表）

	早餐	中餐	晚餐
周六	牛奶200克 面包50克 煎鸡蛋（鸡蛋50克，沙茶油5克） 葡萄50克	莴笋炒山药（莴笋150克，山药100克，山茶油5克） 清炒小白菜（小白菜150克，山茶油5克） 杂粮米饭（粳米30克，薏苡仁20克）	洋葱番茄拌甘蓝（洋葱20克，甘蓝100克，番茄50克，橄榄油5克） 百合饼（精白面粉30克，百合40克，薏苡仁20克） 蒸南瓜150克
周日	豆浆100克 水煮蛋50克 煮玉米200克 凉拌黄瓜（黄瓜100克，橄榄油5克）	白灼蕹菜150克 芥菜炒鱼肉（芥菜100克，鱼肉20克，山茶油5克） 芋头饭（大米30克，芋头20克） 苹果100克	青椒炒鸡蛋（青椒100克，鸡蛋50克，山茶油5克） 小米饭（小米30克，粳米30克）

食谱分析：

食谱设计按理想体重每日20～25千卡/千克供给总能量。蛋白质、脂肪、碳水化合物供能占比大致为20：25：55，考虑到痛风人群应该适当降低蛋白的比重，因此调整为大致15：25：60。痛风人群急性发作期每天的嘌呤摄入量应严格控制在150毫克以内，因此在保证供能的基础上，计算每种食物的嘌呤含量，合理进行选择。以《中国食物成分表2004》的数据为依据，计算设计食谱的嘌呤含量和供能情况，具体数值见表12.3。此外，食谱中还特意选用了本身就具有降尿酸作用的食物，如百合、大蒜、薏苡仁、葡萄等，进一步帮助痛风患者将体内的尿酸代谢排出。

表12.3　食谱中嘌呤含量及供能情况

	嘌呤总量（毫克）	总热量（千卡）	蛋白质、脂肪、碳水化合物供能比（%：%：%）	早、中、晚三餐供能比（%：%：%）
周一	120.8	1 026	14：26：60	37：35：28
周二	133.38	1 195	16：29：55	33：40：27
周三	134.6	1 196	13：22：65	32：36：32
周四	130.35	1 086	12：27：61	36：38：26
周五	130.86	1 103	13：24：63	35：32：33
周六	113.6	1 187	13：29：58	34：34：32
周日	137.5	1 057	17：26：57	34：33：33

（数据来源于《中国食物成分表2004》）

·食养方举例·

1. 百合糯米粥

鲜百合50克（干品25克）、糯米100克、冰糖（或白糖）适量。入锅（最好用砂锅）加水煮至米花汤稠，温热服用。日服3～4次，连服1个月可见效。

百合是我国传统的药食同源食材，具有健胃益脾、润肺止咳、清热利尿、宁神安心等功效。据现代药理研究证实，百合鳞茎内含秋水仙碱等多种生物碱。百合粥以糯米之养胃特性，米粥之利尿作用及营养补充，将百合所含秋水仙碱的副作用明显减少，温和地发挥辅助治疗作用。也可以选用百合莲子糖水。

2．百合炒芹菜

百合炒芹菜也是常用的食疗菜谱。芹菜性凉味甘，能祛风利湿、补血，并能够利尿，增加细胞内的水分代谢，降低血液中的尿酸浓度。或可选用鲜百合洋葱炒云耳、佛手瓜炒鲜百合。

百合具有养阴润肺、清心安神之功效。常用于阴虚燥咳、劳嗽咯血、虚烦惊悸、失眠多梦、精神恍惚。

3．冬瓜薏苡仁粥

冬瓜100克、薏苡仁50克，煲汤喝，可健脾清热，既可在痛风急性期用，也可以在痛风缓解的早期使用。

4．玉米饮

取玉米或玉米须、根、叶100克煎汤代茶，经常饮服有助于排出尿酸，特别适用于有肾结石的患者。玉米胡萝卜荸荠汤也可作为日常的饮料。

5．萝卜粳米粥

萝卜250克洗净切块，粳米100克，同煮至熟，加盐少量，食萝卜及汤。适用于痛风发作伴腹胀、便秘者。

6．土茯苓萆薢茶

土茯苓15克、萆薢10克、金银花10克、菊花10克、枸杞子10克，每天泡茶代替茶叶。可养肝清肝、清利湿热，适用于缓解期血尿酸增高的患者，也可适用于经常饮酒的痛风患者。

7．土茯苓首乌茶

取土茯苓20克、何首乌20克，每天泡茶代替茶叶。可养肝益肾、清热解毒，适用于缓解期血尿酸增高的患者，也可适用于经常饮酒的痛风患者。土茯苓冬瓜乌龟汤可以根据病情的需要选用。

8．金车茶

取金钱草、车前草各15克，煎煮40分钟，取汁代茶。每日1次，

1周为1个疗程。

9．降尿酸茶

车前子15克、马齿苋15克、土茯苓20克、茵陈25克，水煎25分钟，加冰糖6克代茶饮。

10．薏苡仁丝瓜络汤

薏苡仁30克、丝瓜络9克、当归9克、威灵仙9克，每日1次，连服7天，适用于痛风的非急性发作期。

11．赤豆丝瓜络汤

赤豆30克、丝瓜络9克、当归9克、威灵仙9克，每日1次，连服7天，适用于痛风的非急性发作期。

12．木瓜忍冬藤汤

木瓜100克、忍冬藤30克、薏苡仁30克、牡丹皮9克。每日1次，连服5天，适用于痛风发作的急性期。

此外，蔬菜中的白菜，性味甘平，能益脾胃、散结气、缓急止痛，《本草纲目拾遗》中说"白菜补骨髓、利关节、通经络、中结气"。芦笋性味甘寒，有清热利水的功效；苤蓝性味甘辛、凉，有利水化痰解毒凉血的功效；番茄性味甘酸、凉，有清热生津液、开胃消食、凉血止血的功效，均可选用。水果中的葡萄，性味甘酸、平，能滋阴生津、补气利尿。葡萄中的酒石酸在体内容易分解，常与碱性的钾合成酒石酸钾，对维持血液的碱性有益处，尤其适用于痛风急性发作患者。

具体使用中，中西医的使用方法如蔬果疗法等基本一致，但在食品选择上也有不同，中医食疗注重性味，选择淡味有渗湿利尿作用的食物如玉米须、冬瓜、黄瓜；甘味食物能补中益气、缓急止痛，如大枣、饴糖，糖类食物多归入甘类。就水果的食用方式而言，中医强调天然的水果，西医则比较关注其中的营养成分。最新的研究证明，去掉固体部分的甜味果蔬汁和完整的果蔬相比，在胃肠排空速度、血糖水平、饱感反应、激素变化等生理反应方面都很不一样，健康效果自然不可相提并论。又如《肘后备急方》的茅根赤豆粥、《外台秘要》的赤小豆鲤鱼汤都是传统使用的食疗方剂，两首方中均使用了赤小豆。赤小豆出自《神农本草经》，味甘性平，有利水消肿、清热解毒的功效，从中医的角度上可以应用。但是，现代医学认为豆类嘌呤高于鱼肉类，故不宜使用。当然，也有支持的观点：①豆类适量进食可以减少肉类的进食，起到替代动物蛋白质的作用，而且植物性蛋白质有降低发生高尿酸血症危险的趋势；②赤小豆嘌呤含量低于大豆，且钾含量高；③实验研究显示，赤小豆有助于糖尿病性肾病的恢复，有助于变性的肾脏的恢复。

第十三讲　骨质疏松症

·中医认识及分型·

骨质疏松症在中医属于"骨痿""骨痹""腰背痛"范畴。病因（病变在骨、其本在肾）主要是肾虚、脾虚、血瘀。中医肾虚有肾阴虚、肾阳虚两大证型，治疗上有滋补肝肾、温补脾虚的治疗方法。早在《太平惠民和剂局方》中就用核桃仁、杜仲、补骨脂治疗本病。中药中的补肾药如补骨脂、骨碎补、川续断等，从名称上都提示着补肾壮骨的功效。

骨质疏松症不仅与年龄、性别有关，更与机体营养状况，包括体重，钙、磷、蛋白质等营养素的摄入等因素密切关联。骨质疏松的预防措施不外乎加强身体的运动锻炼，对绝经后妇女给予必要的雌激素补充，以及合理适宜的营养，其中主要是摄取充足的钙。

因此，中老年人应注意摄食奶类、豆类及深绿色蔬菜、鱼类、贝壳类等含钙高的食物和含维生素D丰富的食物，从而起到预防骨质疏松症的作用。同时，蛋白质的摄取应适量，不宜过高，以免发生相对性钙缺乏，且增加肝、肾负担。

· 食养原则和建议 ·

总的治则是补肾壮骨，但要辨证施膳。以选用具有滋补肾阴、温补肾阳、益肝健脾作用的药食为主。具体食物选择上既要符合营养学的理论，又要符合中医学的功效理论，还要注意因时因地因人"三因制宜"。

· 食物选择宜忌 ·

（1）宜补钙。要常吃含钙量丰富的食物，如排骨、脆骨、虾皮、海带、发菜、木耳、核桃仁等。现有的预防措施中，补充钙是最简单、安全、经济和有效的手段之一。

成人钙摄入量800毫克/天，是获得理想骨峰值，维护健康的适宜剂量。我国老年人或绝经期后妇女每人平均从饮食中获钙400毫克/天，再补充钙量500～600毫克/天就够了。通过膳食来源达到最佳钙摄取是最优的办法。而且，钙有广泛的食物来源，奶制品是钙摄入的最佳来源，250毫升牛奶中有250～300毫克钙。其他含钙食物有蔬菜（如花茎甘蓝、卷心菜、大白菜）、豆腐、豆类、虾皮、小鱼、种子、坚果等。面食和谷类含钙虽低，但进食较多，也能提供不少的钙。提倡改变饮食习惯，包括多吃奶制品及富含钙的蔬菜食品。适当摄入磷，保证1～1.5克/天磷的摄入量，维持食物正常的钙磷比值。

（2）宜补蛋白质。蛋白质是合成骨基质的物质，对恢复已丢失的骨质不可缺少。但高蛋白和高脂肪食物会增加尿钙的排出和影响钙质的吸收，可选用牛奶、鸡蛋、鱼、鸡、瘦肉、豆类及豆制品等；黄豆是一种含有大量雌激素的食品，豆腐不仅很有营养，对于上了年纪的女性，还可帮助她们克服更年期症状。现代研究发现，葛根也有同样作用。更年期患者可通过改变饮食习惯来减少更年期症状。

（3）宜补维生素。维生素D及维生素C在骨骼代谢上起着重要的调节作用。注意补充维生素D，适当增加日光浴，可增加钙的吸收能力，同时可以增加富含维生素D的膳食。一般钙制剂在人体内不易被吸收，但是，当钙和维生素D同时服用时，维生素D能促进钙在肠道内吸收，所以建议补钙时和含维生素D丰富的食物共同摄食。含维生素D丰富的食物有鱼肝油、动物肝脏、蛋黄、瘦肉、牛奶等。新鲜蔬菜和水果含有丰富的维生素A、维生素C、维生素D及铁、锌、磷等元素，有利于体内钙质的吸收和骨质的形成。应多吃新鲜蔬菜，如苋菜、雪里蕻、芫荽、小白菜，也应多吃水果。

（4）忌辛辣、过咸、过甜等刺激性食品。戒烟酒，避免咖啡因摄入过多。

· 食养方举例 ·

1. 巴戟核桃猪尾汤

巴戟天20克、核桃仁10克、猪尾1根或猪脊骨300克，煲汤加适量调料服用。有补肾壮阳、强筋健骨的功效，是一个普适性的代表汤方。

2. 栗子炆鸡

鸡1只、栗子1碗、冬菇100克、葱姜少许。栗子剥皮，鲜冬菇先焯水待用，再热油锅先爆一下姜片，然后放鸡块翻炒，变色之后加上栗子和冬菇再炒一会儿，加2碗水后大火烧开，转小火慢慢炆，约20

分钟后开盖加少量生抽、蚝油、盐调味，待汤汁不多时撒上红椒、葱段稍煮一会即可。有补肾壮阳、强筋健骨的功效，是一个普适性的代表菜肴。

3．山药枸杞甲鱼汤

山药10~15克、枸杞子5~10克、约500克甲鱼1只。甲鱼放入热水中宰杀，剖开洗净，去肠脏，与各用料一起炖熟，加入姜、盐、酒少许调味，即可享用。或将上述材料置于荷叶中蒸熟。有滋阴补肾、益气健脾的功效。适用于阴虚偏盛的骨质疏松症患者。

4．黑豆猪骨汤

黑豆30克、猪骨250克。将黑豆洗净、泡软，与猪骨同置锅中，加水煮沸后，改文火慢熬至烂熟，调味后饮用。此方适用于老年骨质疏松、风湿痹痛等，有补肾、活血、祛风、利湿之功效。

5．黄豆猪骨汤

鲜猪骨250克、黄豆100克。黄豆提前用水泡6~8小时；将鲜猪骨洗净，切断，置水中烧开，去除血污；然后将猪骨放入砂锅内，加生姜20克、黄酒200克、食盐适量，加水1 000毫升，经煮沸后，用文火煮至骨烂，放入黄豆继续煮至豆烂，即可食用。每日1次，每次200毫升，每周1剂。功效：鲜猪骨含天然钙质、骨胶原等，对骨骼生长有补充作用。黄豆含黄酮甙、钙、铁、磷等，有促进骨骼生长和补充骨中所需的营养的作用。此汤有较好的预防骨骼老化、骨质疏松作用。

6．豆腐鸡蛋虾皮汤

猪骨汤1 000毫升、豆腐2块、鸡蛋1个、虾皮25克、调料适量、山药片50克。将鸡蛋去壳，加清水及食盐适量调匀，蒸熟；豆腐切块。锅中放植物油适量烧热后，放入葱花、蒜略炒，然后调入猪骨汤、虾皮，待沸后将蒸蛋以汤匙分次舀入，再加豆腐、山药，调入食盐、味精等，煮沸后即成。可补肾壮骨。

7．猪皮续断汤

鲜猪皮200克、续断50克。取鲜猪皮洗净去毛、去脂、切小块，放入锅内，加生姜15克、黄酒100克、食盐适量；取续断煎浓汁加入锅内，加水适量，文火煮至猪皮烂为度，即可食用。每日1次，分次服。功效：猪皮含丰富的骨胶原蛋白，胶原蛋白对人体的软骨、骨骼及结缔组织都具有重要作用。续断有强筋健骨、益肝肾等作用。此汤有利于减轻骨质疏松症引起的疼痛，延缓骨质疏松症的发生。

8．牛肉红枣汤

牛肉250克、红枣10枚，将肉切成小块与红枣用文火炖烂，日服1～2次。补中益气，助筋骨生长。适用于重度骨质疏松症、骨折及手术后的患者。

9．糖醋排骨汤

将适量牛、羊或猪的排骨，切成寸段，用植物油炒，加较多的醋、少量的糖、适量的水及调料炖烂，吃肉喝汤。

10．猪血瘦肉豆腐汤

猪血250克，猪瘦肉、豆腐、胡萝卜、山药各100克，调料适量。将猪瘦肉洗净、切丝、勾芡；猪血、豆腐切块，胡萝卜及山药切片。同加清水适量煮沸后，调入姜末、食盐等，待熟后调入葱花、味精、猪油适量，稍煮即成。具有健脾补肾、益气养血之功。

11．核桃补肾粥

核桃仁、粳米各30克，莲子、山药、黑眉豆各15克，巴戟天10克，锁阳6克。将上述用料洗净，黑眉豆可先行泡软，莲子去芯，核桃仁捣碎，巴戟天与锁阳用纱布包裹，同入深锅中，加水煮至米烂粥成，捞出巴戟天、锁阳药包，调味咸甜不拘，酌量吃用。有补肾壮阳、健脾益气的功效。适用于脾肾两亏的骨质疏松症患者。

12．芝麻核桃粉

取黑芝麻、核桃仁各250克，白砂糖50克，先将黑芝麻、核桃仁炒熟，同研为细末，加入白糖，拌匀后装瓶备用。每日2次，每次25克，温开水冲服，适用于各型骨质疏松症。

13．猪脊骨羹

取猪脊骨1具，洗净剁碎。葛根15克，枸杞子12克，黄精10克。将3味中药用纱布包好，与猪脊骨一同放入锅中，加水适量，用小火炖煮4小时即可。用法：分顿服食，以喝汤为主，并可吃肉及枸杞子。适用于糖尿病合并骨质疏松症的患者。

14．红糖芝麻糊

红糖25克，黑芝麻、白芝麻各25克，藕粉100克。先将黑芝麻、白芝麻炒熟后，再加藕粉，用沸水冲匀后再放入红糖搅匀即可食用，每日1次冲饮，适用于中老年缺钙者。

含钙质多的食物：奶类、鱼类、贝类、禽类、豆类。

第十四讲 肥胖

·中医认识及分型·

肥胖是由于过食、缺乏体力活动等多种原因导致体内膏脂堆积过多，致体重超过正常范围，并伴有头晕乏力、神疲懒言、少动气短等症状的一种疾病。常见于现代医学中单纯性（体质性）肥胖、代谢综合征等疾病，肥胖症属于中医"膏浊"病的范畴。

常见辨证分型及临床表现如下。

（1）胃热火郁：形体肥胖，消谷善饥，大便不爽，甚或干结，尿黄，或有口苦口干，喜饮水，舌质红，苔黄，脉平或偏数。

（2）痰湿内盛：形体肥胖，身体沉重，肢体困倦，脘痞胸满，可伴头晕，口干不欲饮，大便少行，嗜食肥甘醇酒，喜卧懒动，舌质淡胖或大，苔白腻或白滑，脉滑。

（3）气郁血瘀：肥胖懒动，喜太息，胸闷胁满，面晦唇暗，肢端色泽不鲜甚或青紫，可伴便干，失眠，男子性欲下降甚至阳痿，女性月经不调、量少甚或闭经，经血色暗或有血块，舌质暗或有瘀斑、瘀点，舌苔薄，脉或滑或涩。

（4）脾虚不运：肥胖臃肿，神疲乏力，身体困重，脘腹痞闷，或有四肢轻度浮肿，晨轻暮重，劳累后更为明显，饮食如常或偏少，小便不利，大便溏或便秘，舌质淡胖，边有齿印，苔薄白或白腻，脉濡。

（5）脾肾阳虚：形体肥胖，易疲乏，可见四肢不温，甚或四肢厥冷，喜食热饮，小便清长，舌淡胖，苔薄白，脉沉细。

· 食养原则和建议 ·

肥胖症患者应掌握的食疗原则如下：

（1）控制总热量的摄入。能量的摄入应低于消耗量，总热量的控制要根据性别、劳动强度等情况而定，采用低热量饮食，即每日每千克理想体重42～84千焦（10～20千卡），亦可采用极低热量饮食，即每日每千克理想体重42千焦（10千卡）或更低，使每周体重下降0.5～1.0千克为宜，但每日每人的膳食供能至少为4 196千焦（1 003.8千卡）。热量控制不可急于求成，否则会引起生理功能紊乱及机体不适。一般应根据肥胖程度来决定热量控制程度，通常超重者可按所需热量的80%～90%供给，中度肥胖（超重30%～40%）可按所需热量的70%供给，重度肥胖（超重50%以上）可按所需热量的50%供给。

（2）保证蛋白质的摄入量。为维持正常的氮平衡，必须保证膳食中有足够的优质蛋白质。充足的优质蛋白质的供给也可避免虚弱、抵抗力下降及体质下降等问题发生，还可增加饱腹感，有利于减肥膳食的坚持。蛋白质供能应控制在总热能的30%左右，一般蛋白质供给量以每人每日每千克体重1克为宜。

（3）严格控制脂肪的摄入量。在减肥膳食中脂肪供能应控制在总热量的10%～15%为宜，烹调用油以含不饱和脂肪酸较多的植物油为好，应尽量减少含饱和脂肪酸较多的动物性脂肪的摄入，如肥肉、动物油脂、油脂肥厚的食物（如烤鸭、炸鸡、红烧肉、扣肉、爆腰花）等，避免油煎、油炸等烹调方法。选食中、低脂肪肉类，如牛肉、羊肉、兔肉、鱼、虾等。膳食胆固醇的摄入量每人每日应低于300毫克为宜。

（4）控制碳水化合物的摄入量。碳水化合物的供给要适量。碳水化合物应限制在总热量的40%～55%，不可过度地控制，防止因体内脂肪过度动员，出现酮症酸中毒。应以谷类食物为主要来源，每日应摄入150～250克。应尽量不吃蔗糖、麦芽糖、果糖、蜜饯及甜点心等食物，因为这类食物容易引起脂肪沉积。谷类食物应以杂粮为主，杂粮含膳食纤维多，如燕麦片，每100克燕麦片含膳食纤维10.8克，是精米、精面的几十倍，使人有饱腹感，不会摄取过量，而且可以延缓食物消化吸收的速率，有助于控制体重，减轻肥胖。

（5）宜多吃蔬菜、水果及纤维素含量高的食物。纤维素具有阻止食物中碳水化合物吸收的作用。据有关研究表明，高纤维素饮食的人，所吸收的热量比正常人少1%～3%，同时，纤维素在胃内吸水膨胀，使人产生饱腹的感觉，也有助于减少食量，从而控制体重。故应多选用含膳食纤维多的蔬菜、水果和海藻及魔芋等食品。新鲜绿叶蔬菜和水果是维生素和无机盐的主要来源，故应多食新鲜蔬菜和水果。

（6）宜采用低盐膳食。减肥期间每日食盐摄入量可保持在1～2克。这样就有利于减少水分潴留，控制食欲，使体重下降，且对防治肥胖并发症有利。

（7）限制辛辣及刺激性食物和调味品。辣椒、芥末、咖啡等食物可以刺激胃酸分泌，容易使人增加饥饿感，提高食欲，增加进食量，导致减肥失败。故应限制这类食物摄入。

（8）多吃醋及酸味食物。食醋中所含的氨基酸，除了可以促使体内过多的脂肪消耗转变为体能外，还可以使摄入的脂肪与蛋白质等营养物质新陈代谢顺利进行，因而具有良好的减肥作用。酸味食物如话梅、酸梅、杨梅、杏干、山楂等，有助于消食减肥。

（9）提倡戒酒。长期饮酒会影响脂肪代谢，使血浆甘油三酯水平升高，诱发肝脂肪变性，影响糖代谢。故应尽量少饮酒，提倡戒酒。

（10）决明子、山楂等有消脂减肥作用，平时可泡茶食用。

（11）多吃黄瓜、冬瓜、番茄等含有丙醇二酸的蔬菜。现代药理研究认为，丙醇二酸有抑制糖类转化为脂肪的作用，故是减肥良品。

祛湿化痰为肥胖的基本食疗原则，应贯穿于本病治疗过程的始终。纠正不良饮食行为，进食定时定量，细嚼慢咽，不吃零食及夜宵。控制饮食总热量，多吃蔬菜、水果，限制高糖、高脂食物的摄入。减肥常用的蔬果有：冬瓜、黄瓜、西瓜、猕猴桃、柚子、罗汉果、魔芋、竹笋。

· 食物选择与食疗方举例 ·

一、胃热火郁

【选材】冬瓜、萝卜、黄瓜、荸荠、豆腐、兔肉、海蜇、海带等。

【食疗方选】

（1）冬瓜瓤汤（《圣济总录》）：鲜冬瓜瓤250克，入锅加清水适量，煮汤，每日代茶饮用。30天为1个疗程。

（2）荸荠汤（《泉州本草》）：荸荠6枚，去皮洗净，打碎入锅，加清水煮汤，每日代茶饮用。30天为1个疗程。

（3）雪羹汤（《古方选注》）：海蜇50克、荸荠4枚、食盐适量。海蜇用温水洗净，切成丝备用，荸荠去皮洗净，切成片放入锅中，加清水以大火烧开，再改用小火，继续煮10分钟，以食盐调味即成。每日1次，7天为1个疗程。

二、痰湿内盛

【选材】荷叶、赤小豆、山楂、陈皮、薏苡仁、鲤鱼等。

【食疗方选】

（1）赤小豆鲤鱼汤（《外台秘要》）：鲤鱼1条（250克左右），赤小豆100克，生姜1片，盐、味精、料酒、食用油各适量。将赤小豆洗净，加水浸泡半小时；生姜洗净；鲤鱼留鳞去内脏，洗净。起油锅，煎鲤鱼，入清水适量，放入赤小豆、生姜、料酒各少许。先武火煮沸，改文火焖至赤小豆熟，调入盐、味精即可。随量食用或佐餐。每周可服食3次。

（2）荷叶茶（《随息居饮食谱》）：荷叶9克、山楂9克、陈皮9克。三者洗净混合，沸水冲泡，每日代茶饮用不拘时，3个月为1个疗程。

（3）薏苡赤豆粥（《中华临床药膳食疗学》）：薏苡仁50克、赤小豆50克、泽泻10克。泽泻先煎取汁，与赤小豆、薏苡仁同煮为粥。每日2次，30天为1个疗程。

三、气郁血瘀

【选材】香橼、佛手、菊花、玫瑰花、陈皮、红花、山楂、三七等。

【食疗方选】

（1）玫瑰花汤（《饲鹤亭集方》）：玫瑰花初开者30朵，去蒂，洗净，放入砂锅内，加清水煮浓，后入适量冰糖，即成，每日2次。

（2）橘皮粥（《调疾饮食辩》）：橘皮20克、粳米60克。橘皮煎汁去渣，与粳米共煮。或单以粳米煮粥，待粥成时加入橘皮末3克，煮至粥成。空腹食用，每日1~2次，5天为1个疗程。

四、脾虚不运

【选材】冬瓜、茯苓、薏苡仁、赤小豆、荷叶、莲藕等。

【食疗方选】

（1）茯苓赤豆粥（《中华养生药膳大典》）：茯苓30克、赤小豆100克、小米50克。将茯苓研为细末，赤小豆用水浸泡10小时以上，小米淘洗干净，三味加水适量，共煮成粥。每日早晨空腹温食，15天为1个疗程。

（2）党参鸡丝冬瓜汤（《中华养生药膳大典》）：鸡胸肉200克、冬瓜200克、党参3克。将鸡肉洗净切丝，冬瓜洗净切片。先将鸡丝与党参放入砂锅，加水适量，小火炖至八成熟，入冬瓜片，加适量盐、黄酒、味精调味，至冬瓜熟透即可，每日2次，喝汤吃冬瓜、鸡肉，15天为1个疗程。

（3）参苓粥（《圣济总录》）：党参30克、茯苓30克、生姜5克、粳米120克。将党参、生姜切薄片，茯苓捣碎泡半小时，煎取药汁2次，用粳米同煮粥，一年四季常服。

五、脾肾阳虚

【选材】川椒、虾、肉桂、肉苁蓉、杜仲等。

【食疗方选】

（1）杜仲猪腰（《本草权度》）：猪肾1个、杜仲末10克、椒盐适量、荷叶1张。猪肾冲洗干净，除去筋膜，切成薄片，用椒盐水浸洗，入杜仲末，荷叶包裹，上笼蒸熟，加麻油、酱油、葱等调味。每日佐餐食用，15天为1个疗程。

（2）韭菜粥（《中华食物疗法大全》）：韭菜20克、粳米100克、杜仲10克、薏苡仁20克。将杜仲水煎3次去渣取汁，将粳米、薏苡仁放入药汁中煮粥，粥成后放入韭菜，调味食之，代餐食用，每日2次，15天为1个疗程。

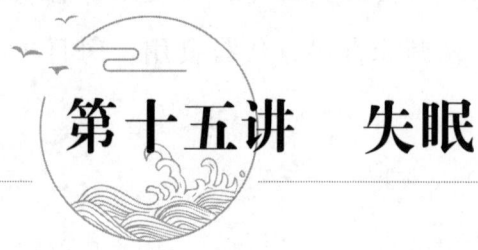

第十五讲　失眠

·中医认识及分型·

失眠，中医称为"不寐"，是以经常不能获得正常睡眠为特征的一类病症，主要表现为睡眠时间、深度的不足，轻者入睡困难或寐而不酣，时寐时醒，或醒后不能再寐，重者彻夜不寐，常影响人们的正常工作、生活、学习和健康。常见辨证分型及临床表现如下。

（1）肝火扰心：不寐多梦，甚则彻夜不眠，急躁易怒，伴头晕脑胀，目赤耳鸣，口干而苦，不思饮食，便秘溲赤，舌红苔黄，脉弦而数。

（2）痰热扰心：心烦不寐，胸闷脘痞，泛恶嗳气，伴口苦，头重，目眩，舌偏红，苔黄腻，脉滑数。

（3）心脾两虚：不易入睡，多梦易醒，心悸健忘，食少，伴头晕目眩，四肢倦怠，腹胀便溏，面色少华，舌淡苔薄，脉细无力。

（4）心肾不交：心烦不寐，入睡困难，心悸多梦，伴头晕耳鸣，腰膝酸软，潮热盗汗，五心烦热，咽干少津，男子遗精，女子月经不调，舌红少苔，脉细数。

（5）心胆气虚：虚烦不寐，触事易惊，终日惕惕，胆怯心悸，伴气短自汗，倦怠乏力，舌淡，脉弦细。

· 食养原则和建议 ·

一、首分虚实

虚证，多属阴血不足，心失所养，临床特点为体质羸弱，面色无华，神疲懒言，心悸健忘。实证为邪热扰心，临床特点为心烦易怒，口苦咽干，便秘溲赤。

二、次辨病位

病位主要在心，由于心神的失养或不安，神不守舍而不寐，且与肝、胆、脾、胃、肾相关。

当以补虚泻实，调整脏腑阴阳为原则。实证者应泻其有余，如疏肝泻火、清热化痰、消导和中，可选用菊花、蒲公英、绿豆、淡竹叶、天花粉、栀子、芹菜、黄花菜等；虚证者应补其不足，如益气养血、健脾补肝益肾，可选用山药、大枣、酸枣仁、龙眼肉、莲子、桑椹、百合等。

· 食物选择与食疗方举例 ·

食疗方适合晚上食用，既能起到安神助眠的作用，还能够起到滋补身体的效果。但需要注意的是，不可过量食用，建议每周食用不超过3次。通常可以选择红枣莲子龙眼蛋汤、红枣小麦煲猪脑、珍珠末炖猪心、莲子马蹄煲猪心、海参炖瘦肉、芹菜炒百合（芹菜拌海蜇）、枸杞煮黄鳝、天麻煲生鱼、酸枣仁小米粥、合欢花红糖粥。

一、肝火扰心

【选材】龙胆草、栀子、菊花、郁金、佛手等。

【食疗方选】

（1）核桃佛手饮（《内科病饮食疗法》）：核桃仁5个、佛手6克、丹参15克、白糖50克。将丹参、佛手煎汤，核桃、白糖共捣烂如泥，放入丹参、佛手汤药中，小火再煲1分钟即可。每次服数汤匙，每日2次，连服数天。

（2）菊苗粥（《遵生八笺》）：取甘菊苗30克、粳米100克、冰糖适量。甘菊苗即甘菊所长嫩头生叶，洗净，切细，与洗净的粳米一同放入锅内，加水适量，用武火煮开后，改用文火继续煮至米熟烂时，调入冰糖，拌匀即成。空腹食用，每日2次。

（3）枣仁芹菜汤（《中华食疗》）：取鲜芹菜90克、酸枣仁9克，将芹菜洗净切段，同酸枣仁一起下锅，加适量水共煮为汤。睡前饮服。宜常食。

二、痰热扰心

【选材】半夏、竹茹、橘红、茯苓等。

【食疗方选】

温胆汤（《三因极一病证方论》）：取半夏、竹茹、枳实各60克，陈皮90克，茯苓45克，甘草30克。上锉为散，每服12克，水一盏半，加生姜5片、大枣1枚，煎七分，去滓，餐前服。

三、心脾两虚

【选材】茯苓、莲子、麦冬、龙眼肉、核桃仁、莲藕、百合、鸡蛋等。

【食疗方选】

（1）莲子茯苓糕（《李时珍药膳菜谱》）：取莲子肉（去皮、心）、茯苓各500克，麦冬300克，桂花20克，面粉100克，白糖250克。将莲子蒸熟，再与茯苓、麦冬一起研成细面，加面粉、桂花、白糖，并搅拌均匀；加水和面，呈糕状，入笼蒸熟；出笼，切块备用。每日1~2次，酌量食用，可连用7~10天。

（2）龙眼纸包鸡（《中国药膳学》）：嫩鸡肉400克、龙眼肉20克、核桃仁100克、鸡蛋2枚、火腿20克、淀粉25克、食盐6克、砂糖6克、味精2克、芫荽100克、生姜5克、葱20克、胡椒粉3克、麻油5克、花生油1 500克。将核桃仁入油锅炸熟，切成细粒；龙眼肉切成粒，待用。鸡肉切片，用盐、味精、糖、胡椒粉调拌腌渍后，再入淀粉加清水调湿后与蛋清调成糊。取糯米纸摊平，鸡肉片上浆后摆于纸上，加少许核桃仁、龙眼肉、芫荽、火腿、姜、葱片，然后折成长方形纸包；炒锅置火上，入花生油，加热至六成熟时，把包好的鸡肉下锅炸熟，捞出装盘即成。作菜肴食用。

（3）藕丝羹（《失眠防与治》）：鲜莲藕100克、鸡蛋2枚、山楂糕30克、蜜枣3枚、青梅10克、白糖适量。将莲藕切成细丝，放入沸水锅内焯一下，捞出，备用；山楂糕、蜜枣、青梅切成细丝；将鸡蛋打入碗内，加适量清水调匀，上锅蒸15分钟而成鸡蛋羹，再将上述细丝及白糖均匀地撒在蛋羹上即成。佐餐食用。

四、心肾不交

【选材】山药、熟地黄、百合、桑椹、玉竹、黑豆、芡实等。

【食疗方选】

（1）枣仁灯心粥（《中国药膳辨证治疗学》）：炒酸枣仁20克、玉竹10克、灯心草6克、糯米100克。将前三味用清洁纱布包扎，放入锅内，与糯米同煮成粥，捞出纱布包即可。每日3餐饮用，服时可酌加冰糖。

（2）桑椹百合蜜膏（《中国药膳辨证治疗学》）：桑椹500克、百合100克、蜂蜜300克。前两味加适量水煎煮30分钟取液，药渣加水再煮30分钟取液，两次药液合并，以小火煎熬浓缩至黏稠时，加蜜至沸停火，待凉装瓶备用。每次1汤匙，沸水冲化饮用。

五、心胆气虚

【选材】酸枣仁、磁石、煅龙骨、石菖蒲、粳米等。

【食疗方选】

（1）酸枣仁粥（《太平圣惠方》）：酸枣仁10克、熟地黄10克、粳米100克。将酸枣仁置炒锅内，用文火炒至外皮鼓起并呈微黄色，取出，放凉捣碎，与熟地黄共煎，过滤取汁待用；将粳米淘洗干净，加水适量，煮至粥稠后入药汁，再煮3～5分钟即可食用。温热服。

（2）磁石粥：磁石30克，粳米100克，生姜、大枣、大葱各适量。先把磁石捣碎冲洗干净入锅，多加水，大火烧开，转小火煮1小时，煮完后把磁石过滤干净，留下水，加粳米、大枣煮粥，温热吃粥。可根据口味加些猪心、猪肾、姜、葱，切碎一起煮。

（3）安神茶：煅龙骨9克、石菖蒲5克。将煅龙骨研碎，石菖蒲切碎，水煎代茶饮，睡前1小时左右饮用。可加入薰衣草10克，以增加安神疗效。

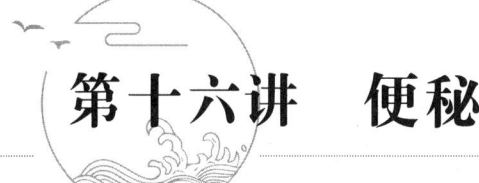

第十六讲 便秘

·中医认识及分型·

便秘是指粪便在肠内滞留过久，秘结不通，排便周期延长；或周期不长，但粪质干结，排除艰难；或粪质不硬，虽有便意，但便而不畅的病症。现代医学的功能性便秘，肠蠕动减慢、肠易激综合征引起的便秘，以及药物性便秘等皆可参照本节内容辨证食疗。常见证候类型如下。

一、实秘

（1）热秘：大便干结，腹胀痛，口干口臭，面赤心烦，或伴身热，小便短赤，舌红，苔黄燥，脉滑数。

（2）气秘：大便干结，或不甚干结，欲便不出，或便而不爽，肠鸣矢气，腹中胀痛，嗳气频作，纳食减少，胸胁痞满，舌苔薄腻，脉弦。

（3）冷秘：大便艰涩难出，腹痛拘急，腹满拒按，胁下痛，手足不温，呃逆呕吐，舌苔白腻，脉弦紧。

二、虚秘

（1）气虚秘：大便并不干硬，虽有便意，但排便困难，用力努挣则汗出短气，便后乏力，面白神疲，肢倦懒言，舌淡苔白，脉弱。

（2）血虚秘：大便干结，面色无华，心悸气短，健忘，头晕目眩，口唇色淡，舌淡苔白，脉细。

（3）阴虚秘：大便干结，如羊屎状，消瘦，头晕耳鸣，两颊红赤，心烦少眠，潮热盗汗，腰膝酸软，舌红少苔，脉细数。

（4）阳虚秘：大便排出困难，小便清长，面色㿠白，四肢不温，腹中冷痛，或腰膝酸冷，舌淡苔白，脉沉迟。

· 食养原则和建议 ·

（1）平时应多喝开水，有助于大便的软化。

（2）宜多食富含粗纤维的蔬菜和水果，如橘子、香蕉等。粗纤维可刺激肠壁，使肠蠕动加快；多食用含丰富纤维素的食物，可促进肠蠕动有利于排便。

（3）适当增加脂肪摄入。脂肪酸可促进肠蠕动，有利于排便，但不宜摄入过多；植物油能直接润肠，且其分解产物脂肪酸有刺激肠蠕动的作用，可选用花生油、芝麻油、豆油等，每天总量可达100克。

（4）宜适量服食琼脂制品，琼脂在肠内可吸收水分，使粪便软滑，体积增加，利于排泄。

（5）多选食易于产气的食物，以促进肠运动，有利于排便。可选用洋葱、萝卜、蒜苗、番薯、马铃薯、芋头等。各类干豆也能在肠道内正常细菌的作用下发酵产气，促进肠蠕动。

（6）禁止摄入烈酒、浓茶、辣椒、咖啡等刺激性食品及香燥的炒货。

·食物选择与食疗方举例·

通常选用的食物有：香蕉、蜂蜜、银耳、芝麻、松子仁、郁李仁、火麻仁、猪血、菠菜、芦荟等。

一、实秘

1．热秘

【选材】香蕉、菠菜、蕹菜、蜂蜜、香菇、马铃薯、苦菜等。

【食疗方选】

（1）马铃薯汁（《疾病的食疗与验方》）：马铃薯不拘量，洗净、压碎、挤汁，纱布过滤。每天早晨空腹及午饭前各服半杯。

（2）姜汁菠菜（《中国药膳学》）：菠菜250克、生姜25克，调料适量。菠菜去须根留红头，洗净切长段，锅内略焯水后捞出，沥水，抖散晾凉，加入姜汁，及食盐、酱油、麻油、味精、醋、花椒油各适量，调拌入味。

（3）蜂蜜饮（《中国药膳学》）：蜂蜜15克、青盐3克。开水冲服，每天早晨空腹饮。

2．气秘

【选材】紫苏、火麻仁、菠菜、萝卜、玫瑰花、红薯叶等。

【食疗方选】

（1）苏麻粥（《食鉴本草》）：紫苏子10克、火麻仁10克、粳米100克。现炒紫苏子、火麻仁研如泥，水滤取汁，后入粳米煮粥，空腹食。

（2）麻油拌菠菜（《饮食疗法》）：鲜菠菜250克、麻油适量。菠菜洗净，锅中水烧沸，加入适量食盐调味，下菠菜烫3分钟，取出，加麻油拌匀食。

（3）炒薯叶：红薯叶500克，加油、盐炒熟食。每天2次，连服数日。

3.冷秘

【选材】桑椹、火麻仁、锁阳、蜂蜜、核桃仁、羊肉等。

【食疗方选】

（1）紫苏麻仁粥（《普济本事方》）：紫苏子10克、火麻仁15克、粳米50~100克。紫苏子、火麻仁捣烂，加水研，滤取汁，与粳米同煮粥，任意服。

（2）锁阳桑椹蜜糖水（《中国药膳学》）：锁阳15克、桑椹15克、蜂蜜30克。锁阳与桑椹水煎取汁，入蜂蜜搅匀，分2次服。

（3）胡桃仁粉（《经验方》）：核桃仁5个，烤干，研粉。睡前开水送服，连服1~2个月。

二、虚秘

1.气虚秘

【选材】黄芪、荸荠、山药、红薯、大枣、胡萝卜、菠菜、黑芝麻等。

【食疗方选】

（1）荸荠猪肚羹（《本草经疏》）：荸荠250克，猪肚1具，黄酒、生姜各适量。荸荠去皮，冲洗干净备用，猪肚擦洗干净备用。荸荠放入猪肚中，以针线缝合。猪肚放入砂锅中，加清水、黄酒、生姜，旺火烧沸后转为小火煮。煮至半熟时，以不锈钢针在猪肚上刺若干小孔，再继续用小火煮糜烂即成。

（2）黄芪芝麻糊（《经验方》）：黑芝麻60克、黄芪18克、蜂蜜60克。黑芝麻研末调成糊状，调入蜂蜜，用黄芪煎出液冲服。每日

1剂，分2次服，连服数日。

（3）菠菜粥（《本草纲目》）：菠菜250克、粳米50克。先煮粳米粥，将熟放入菠菜，几沸即熟，任意食。

2．血虚秘

【选材】海参、黑芝麻、阿胶、当归、大枣、桑椹、菠菜、猪血等。

【食疗方选】

（1）木耳海参煲猪大肠（《饮食疗法》）：木耳50克、海参20~30克、猪大肠150~200克。猪大肠洗净切小段，与海参、木耳加清水适量同煮，熟后以食盐、味精调味服食。

（2）阿胶葱白煮蜜糖（《中国药膳学》）：阿胶6克、葱白3茎、蜂蜜2匙。用水1碗煮葱白，沸后捞出，加入阿胶、蜂蜜炖化，饭前温服。

（3）黑芝麻杏仁粥（《常见病食疗食补大全》）：黑芝麻90克、杏仁60克、大米90克、当归9克，白糖适量。前三味水浸后磨糊状，煮熟后用当归、白糖煎汤调服。每日1次，连服数日。

3．阴虚秘

【选材】山药、玉竹、沙参、银耳、木耳、黑芝麻等。

【食疗方选】

（1）冰糖炖香蕉（《饮食疗法》）：香蕉1~2个，去皮，加冰糖适量，隔水炖服。每日1~9次，连服数日。

（2）沙参玉竹煲老鸭（《饮食疗法》）：沙参、玉竹各50克，老雄鸭1只，调料适量。鸭去毛及内脏，洗净，与沙参、玉竹同入砂锅内，加葱、姜、水，烧沸，文火焖煮1小时，至鸭肉烂熟，加入盐、味精。随意食。

（3）山药玉竹粥：山药30克、玉竹20克、粳米100克、蜂蜜适量。一同煎煮成粥。作餐食用。

4.阳虚秘

【选材】韭菜、肉苁蓉、核桃仁、羊肉、生姜、山药、松子仁、锁阳等。

【食疗方选】

（1）锁阳粥（《中国药膳学》）：锁阳15克、粳米50～60克。洗净锁阳，切片，与粳米同煮，分次食用。

（2）当归生姜羊肉汤（《金匮要略》）：当归30～60克、生姜30克、羊肉250克。将羊肉去膻后，切片，和当归、生姜、料酒、盐各少许煮汤，至羊肉烂熟即可。

（3）韭菜炒胡桃仁（《方氏脉症正宗》）：韭菜200克、核桃仁50克，麻油、食盐各适量。核桃仁开水浸泡去皮，沥干备用；韭菜切成寸段备用。麻油烧至七成热，加入核桃仁，炸至焦黄，再放入韭菜、食盐，翻炒至熟。

第十七讲　　围绝经期综合征

·中医认识及分型·

围绝经期综合征也称更年期综合征，属中医学绝经前后诸证范畴，是指妇女在绝经前后，出现烘热汗出，烦躁易怒，潮热面红，失眠健忘，精神倦怠，头晕目眩，耳鸣心悸，腰背酸痛，手足心热，或伴月经紊乱等与绝经有关的症状。常见证候分型如下。

（1）肾阴虚：绝经前后，头晕耳鸣，腰酸腿软，烘热汗出，五心烦热，失眠多梦，口燥咽干，或皮肤瘙痒，月经周期紊乱，月经量少或多，经色鲜红；舌红，苔少，脉细数。

（2）肾阳虚：绝经前后，头晕耳鸣，腰痛如折，形寒肢冷，小便频数或失禁；带下量多，月经不调，月经量多或少，经色淡质稀，精神萎靡，面色晦暗；舌淡，苔白滑，脉沉细而迟。

（3）肾阴阳俱虚：绝经前后，乍寒乍热，烘热汗出，月经紊乱，月经量少或多，头晕耳鸣，健忘，腰背冷痛；舌淡，苔薄，脉沉弱。

（4）心肾不交：绝经前后，心烦失眠，心悸易惊，甚至情志失常，月经周期紊乱，月经量少或多，经色鲜红，头晕健忘，腰酸乏力；舌红，苔少，脉细数。

·食养原则和建议·

（1）均衡饮食，控制热量，维持理想体重；建议体重（千克）在［身高（厘米）-105］±10%之间；50~59岁年龄段的总热量应比年轻时减少10%。60岁以上应减少20%。

五谷为养，碳水化合物是人体最重要、最经济的热量来源。富含碳水化合物的食物容易增加体重和血糖，因此，应控制在每日250克以内，宜多选择复合型碳水化合物，如粗杂粮、薯类等食物代替精白米面。

（2）控制脂肪的摄入，尤其是饱和脂肪的食物摄入，每天65克左右。如肥肉、动物油、内脏、红肉等（每周进食红肉不超过1次，每次50克）。烹调油应尽量以植物油（除棕榈油、椰子油外）替代动物油，以茶油、橄榄油、菜籽油为佳。（脂肪过少会影响脂溶性维生素的吸收）

（3）蛋白质宜选择优质蛋白质，如瘦肉、鱼肉、鸡蛋、牛奶等。每天不超过1克/千克。

（4）维生素具有广泛的生理功能，新鲜水果蔬菜必不可少。

（5）矿物质中钙的摄入量应予足够重视，以减缓骨质疏松。铁对于造血有重要作用，锌对性功能有一定帮助，应适当增加摄入。

通用适宜的食物与食疗方举例如下。

粮食类：麦片、小米、黄豆及豆制品。

蔬菜类：百合、芹菜、菠菜、油菜、番茄、胡萝卜、蘑菇、香菇、木耳、茄子、洋葱、大蒜。

水果类：大枣、桂圆、山楂、桑椹、苹果、橘子、猕猴桃。

海产品：海带、紫菜、牡蛎、鱼类、海参、蚌肉、乌贼。

食疗方：合欢花茶、玫瑰花茶、枸杞鸡蛋瘦肉汤、鲍鱼排骨黄豆凉瓜汤、虫草水鸭汤、生地黄精汤、百合地黄汤、首乌黑豆乌鸡汤。

· 食物选择与食疗举例 ·

一、肾阴虚

【选材】天冬、麦冬、枸杞子、枸杞叶、生地黄、百合、墨鱼、鸭肉、淡菜、黑豆等。

【食疗方选】

（1）二冬甲鱼汤（《疾病的食疗与验方》）：甲鱼1只，去头、内脏、爪、尾，洗净入锅，加水适量，煮沸后改用文火煮20分钟，取出，切除上壳和腹甲，切成小块，与天冬15克、麦冬15克、枸杞子5克、百合10克共置锅中，加清汤适量、火腿50克，以及绍酒、葱、姜，炖煮至甲鱼烂熟，喝汤食肉。

（2）生地黄精粥（《百病饮食自疗》）：生地黄、黄精（制）、粳米各30克。生地黄、黄精水煎去渣取汁后，入粳米同煮为粥。

（3）补髓汤（《食物与性保健》）：猪脊髓200克、甲鱼250克、调料适量。猪脊髓洗净；甲鱼宰杀，去甲洗净，放入砂锅内，加水、姜、葱、胡椒面，用旺火烧沸后改用小火煮至甲鱼肉熟，再放入猪脊髓煮熟加调料即可。吃肉喝汤。

二、肾阳虚

【选材】仙茅、肉桂、肉苁蓉、韭菜、杜仲、海参、薏苡仁等。

【食疗方选】

（1）肉苁蓉粥（《太平圣惠方》）：肉苁蓉15克、羊肉（切细）50克、粳米100克。先煎肉苁蓉与羊肉去渣取汁，入米煮作粥。空腹食用。

（2）扒鹿尾白蘑（《吉林菜谱》）：熟鹿尾、蘑菇各200克，冬笋25克，调料适量。鹿尾顺骨缝剁成短段；冬笋切成片，沸水烫透；蘑菇大的切两半。三者同用沸水焯后，沥去水分；油锅烧至油五成热时，放葱、姜，炸至金黄色，加鸡汤，沸后去葱姜，放入黄酒、盐、味精、鹿尾、冬笋、蘑菇，沸后文火煨2分钟，转武火，加生粉水勾芡，淋上猪油，推匀出锅。

（3）龙马童子鸡（《中国药膳学》）：海马10克、仔公鸡1只（约1 000克）、虾仁15克、调料适量。净鸡入沸水略焯，剁成长方形小块，分装于7个碗内；海马、虾仁用温水洗净浸泡10分钟，分放于鸡肉上，加绍酒、葱、姜、食盐、清汤各适量，上笼蒸烂；出笼后，拣去葱姜，翻扣；原汤倒在勺内，加绍酒、盐、味精各适量，沸后去浮沫，入豆粉着芡收汁，浇于鸡面上。每服1份。

三、肾阴阳俱虚

【选材】肉桂、熟地黄、菟丝子、甲鱼、肉苁蓉、枸杞子等。

【食疗方选】

（1）桂黄浆粥（《百病饮食自疗》）：肉桂、熟地黄各3～5克，韭菜汁或鲜韭菜适量，粳米100克。前二味药水煎取浓汁，与粳米煮粥，待沸后，加入韭菜汁或洗净切细的鲜韭菜，调入精盐，煮至米熟。每日1剂，分2次服。

（2）菟丝子甲鱼汤（《食物与性保健》）：沙苑子、蒺藜、菟丝子各30克，甲鱼1 000克，植物油、生姜、精盐各适量。前三味洗净；甲鱼宰杀，剖腹留肝、蛋，去肠杂，洗净，切大块。锅内放植物油，烧热，投入姜片、甲鱼块，翻炒几分钟，加水，再焖烧几分钟，盛入砂锅内，放入三味药，加清水浸没，大火烧开后，改小火炖熟烂，加盐，弃药渣。

四、心肾不交

【选材】银耳、酸枣仁、玄参、麦冬、熟地黄、百合、玉竹、小麦、大枣等。

【食疗方选】

（1）洋参汤（《中华临床药膳食疗学》）：西洋参3克、麦冬10克，将西洋参浸软切成薄片，麦冬切开去心，共同放入保温杯内，加开水冲泡10分钟后当茶饮，连用10～15天。

（2）枣仁灯心粥（《中国药膳辨证治疗学》）：炒酸枣仁20克、玉竹10克、灯心草6克、糯米100克。将前三味用清洁纱布包扎，放入锅内，与糯米同煮成粥，捞出纱布包即可。每日3餐饮用，服时可酌加冰糖。

第十八讲　慢性阻塞性肺疾病

·中医认识及分型·

慢性阻塞性肺疾病简称慢阻肺，是一种以持续气流受限为特征的可以预防和治疗的疾病。临床表现为慢性和进行性加重的呼吸困难、咳嗽和咳痰，是慢性呼吸系统疾病中的常见病、多发病。属于中医"肺胀"范畴。本病分为急性加重期和稳定期。临床分型如下。

（1）外寒里饮：喘满不得卧，气短气急，咳痰白稀量多，呈泡沫状，胸部膨满，口干不欲饮，面色青暗，周身酸楚，头痛，恶寒，无汗，舌体胖大，舌质暗淡，苔白滑，脉浮紧。

（2）痰浊阻肺：胸满，咳嗽痰多，色白黏腻或呈泡沫样，短气喘息，稍劳即著，怕风易汗，脘腹痞胀，纳少，泛恶，便滴，倦怠乏力，或面色紫暗，唇甲青紫，舌质偏淡或淡胖，或舌质紫暗，舌下青筋显露，苔薄腻或浊腻，脉细滑。

（3）痰热郁肺：咳逆喘息气粗，胸满，痰黄或白，痰黏稠难咳，身热，烦躁，目睛胀突，溲黄，便干口渴欲饮，或发热微恶寒，咽痒疼痛，身体酸楚，出汗，舌质红或边尖红，舌苔黄或黄腻，脉滑数或浮滑数。

（4）痰蒙神窍：意识蒙眬，表情淡漠，嗜睡，或烦躁不安，或昏迷，谵妄，撮空理线，或肢体瞤动，抽搐，咳逆喘促，咳痰黏稠或黄黏不爽，或伴痰鸣，唇甲青紫，舌质暗红或淡紫或紫绛，苔白腻或黄腻，脉细滑数。

（5）肺肾气虚：呼吸浅短难续，倚息不能平卧，张口抬肩咳嗽，痰白如沫，咯吐不利，胸满窒闷，声低气，医心慌，形寒汗出，面色晦暗，或腰膝酸软，小便清长，或尿后余沥，或咳则小便自遗，舌淡或暗紫，苔白润，脉沉细虚数无力，或有结代。

（6）阳虚水泛：喘咳不能平卧，咳痰清稀，胸满气憋，面浮肢肿，甚则一身悉肿，腹部胀满有水，尿少，脘痞，纳差，心悸，怕冷，面唇青紫，舌胖质暗，苔白滑，脉沉细滑或结代。

· 食养原则及建议 ·

慢阻肺病程较长，急性加重期合理饮食可以发挥治疗或者辅助治疗作用。稳定期食养食疗更是优势明显。慢阻肺患者普遍年纪偏大，粥和汤是养生常用的剂型，中医学素有食以养生，药以祛病之"药食同源"之说。药粥是中药食材和米同煮为粥，取中药食材之性、米谷之味，食借药力，药助食威，二者相辅相成，相得益彰。传统应用有《老老恒言》的枇杷叶粥，《证治要诀》的猪肺薏苡仁粥，《刘涓子鬼遗方》的银耳粥；现代验方有四仁鸡蛋粥（白果仁、甜杏仁、核桃仁、花生仁），根据培土生金的原理应用具有益气健脾平喘作用的中药食材如山药为原料煮粥，通过补益脾胃，间接达到补益肺脏气血阴阳，从而使脾气旺，肺气健。汤类如孙思邈的茼蒿汤；王孟英的青龙白虎汤（青果、萝卜）、雪羹汤（海蜇、荸荠）；三仙饮（萝卜、鲜莲藕、梨）；鲫鱼鱼腥草汤。此外，常用的食材还有冬瓜、丝瓜、蘑菇、橘子、枇杷、甘蔗、桑椹、栗子。辨证配餐中，补气健脾常用五指毛桃、山药、党参等，滋阴养肺常用养阴润肺汤：百合，生地黄，雪梨，猪肺。后期阳虚患者，则选用温肺三汁饮：韭菜汁，姜汁，竹沥汁，蜂蜜。

一、外寒里饮

【选材】干姜、生姜、淡豆豉、洋葱、佛手、香橼、桂花、猪肺等。

【食疗方选】

（1）姜糖饮（《本草汇言》）：生姜10克、饴糖15克。洗净生姜，切丝，放入瓷杯内，以沸水冲泡，盖上盖温浸5分钟，再调入饴糖即可。服法可不拘时间和次数。

（2）姜豉饴糖（《补缺肘后方》）：干姜30克、淡豆豉15克，加入适量水煎煮；每30分钟取液1次，加水再煎；共取2次后合并煎液小火浓缩，至稠厚时加饴糖250克调匀；再熬至用铲挑起成丝而不甚黏时停火；趁热搅拌，倒在表面涂过食用油的大盘中，待稍冷，分割成100块即成。可经常食用。

二、痰浊阻肺

【选材】莱菔子、川贝母、杏仁、橘红、生姜、厚朴等。

【食疗方选】

（1）莱菔子粥（《寿世青编》）：莱菔子末15克、粳米100克。将莱菔子末与粳米同煮成粥，早晚温热食用。

（2）蚌粉杏贝汤（《中国食疗本草新编》）：杏仁、川贝母、厚朴各10克，莱菔子20克。四物同煎2次，每次用水250毫升，煎半小时，混合，去渣留汁。分1次服，每次冲服蚌粉5克。

（3）杏仁橘红粥（《黄帝明堂灸经》）：粳米100克、橘红12

克、杏仁10克、生姜5克、红糖少许、清水适量。生姜去皮洗净，用
刀拍松，与杏仁、橘红共放入砂锅内，加入适量清水，上旺火烧沸，
后改小火煎煮10分钟，过滤去渣，取汁备用。将粳米淘洗干净，放在
砂锅内，加入适量清水，上旺火烧沸后，转小火煮成稀粥，再加入橘
红杏仁汁和红糖，稍煮片刻，即可食用。

三、痰热郁肺

【选材】冬瓜、杏仁、白萝卜、紫菜、海带、海藻、桔梗、陈
皮、浙贝母等。

【食疗方选】

（1）罗汉果蒸川贝（《食疗与养生》）：罗汉果1个，敲破，川
贝母10克，捣碎。同放入瓷碗中，加水200毫升，盖好，隔水蒸熟。
分1～2次服。

（2）贝母粥（《资生经》）：粳米100克煮粥，将熟时加入川贝
母粉末5～10克和适量冰糖（或白糖），煮沸即可食用。

（3）萝卜杏仁猪肺汤（《百病食疗》）：白萝卜500克，杏仁15
克，猪肺250克，生姜10克，食盐、大蒜、大葱、胡椒粉、酱油、味
精各适量。猪肺洗净放沸水中烫过，汆去血水，切成块备用。白萝卜
洗净去皮切片，生姜切碎，二味同猪肺块一起在食油热锅中煸炒后，
加杏仁与适量清水，置砂锅中武火烧沸，改用文火煨炖，至熟烂后加
入调味品服食。吃猪肺、白萝卜，饮汤。每日1剂，分3次食完，连续
服5～7日。

四、痰蒙神窍

【选材】佛手、白萝卜、大蒜、橘皮、远志、鲜竹沥、薄荷、茶
叶等。

【食疗方选】

（1）山楂萝卜排骨汤（《中国药膳辨证治疗学》）：山楂50克、白萝卜150克、排骨100克。先将排骨煮熟，再入山楂、白萝卜同煮至熟烂即成。建议鼻饲。

（2）决明子海带汤（《饮食疗法》）：海带20克、决明子10克。加清水2碗，煮至1碗，去渣留汤。建议鼻饲。

五、肺肾气虚

【选材】山茱萸、补骨脂、山药、黄芪、人参、蛤蚧等。

【食疗方选】

（1）干姜猪肾汤（《肘后备急方》）：干姜90克、猪肾2枚。将猪肾洗净，去臊筋，切细；干姜为末，同入砂锅内，加水煮熟，加少许食盐调味。每日2次，喝汤食肉，7天为1个疗程。

（2）参枣汤（《十药神书》）：人参6克、大枣10枚。将人参、大枣洗净，放入锅内，加清水，以武火烧开后改用文火，继续煎煮15分钟即可。每日3次，10天为1个疗程。

（3）黄芪炖母鸡（《保健药膳》）：生黄芪120克、母鸡1只、佐料适量。将母鸡杀后除毛去内脏，将黄芪放入鸡腹中缝合，置锅中加水及佐料炖熟即成。吃肉喝汤，每日1次。

六、阳虚水泛

【选材】韭菜、丁香、核桃仁、豇豆、葱白、羊肉、鹿肉、生姜等。

【食疗方选】

（1）加味干姜粥：干姜5克、茯苓10克、甘草3克，一起入锅煎取汁去渣，再与粳米100克同煮为稀粥。每日分2次服。

（2）淫羊藿羊肉汤：淫羊藿15克，羊肉250克，生姜15克，精盐、料酒、味精、白糖、植物油各适量。将淫羊藿、生姜洗净，切碎，装入纱布袋中，扎紧袋口。羊肉切薄片，用温水冲洗干净置砂锅中，加入适量清水，放入药袋。砂锅置大火上煮沸，撇去浮沫，酌加植物油、白糖、料酒、精盐，改用小火煨炖1小时左右，以羊肉烂熟为度，捞出药袋，放入调味料即可食用。

第十九讲 慢性肾脏病

· 中医认识及分型 ·

慢性肾脏病是指各种原因导致的肾脏损伤或肾功能下降，一般为3个月以上出现白蛋白尿、尿沉渣异常，肾小管相关病变，组织学检查异常及影像学检查异常或有肾移植病史。慢性肾脏病的原发病多为慢性肾炎、糖尿病、高血压、尿路结石、梗阻性肾病、多囊肾、系统性红斑性狼疮等。常见症状：食欲不振、恶心呕吐、口腔尿味、乏力腰酸、夜尿增多。属中医"肾衰""虚劳"范畴。本病常以本虚标实为基本病机。本虚有气血阴阳之别，标实又有湿证、热证、瘀证之分。

· 食疗原则及建议 ·

慢性肾脏病患者的膳食应在平衡膳食基础上，根据慢性肾脏病分期选配食物种类和质量，以减少肾脏负担为目标并满足其健康需求。

慢性肾脏病1~2期患者总体膳食建议：强调以植物性食物为主，主食来源以全谷物、杂豆类、薯类及水生蔬菜等为主；餐餐有蔬菜，每天应达300~500克，其中深色蔬菜占一半以上；水果应适量；常吃奶类、大豆及其制品，适量吃鱼、禽、蛋、畜肉；尽量不吃烟熏、烧烤、腌制等过度加工食品；控制盐、油、糖和调味品的使用量。慢性肾脏病3~5期患者总体膳食建议：遵守以植物性食物为主的膳食原则，实施低蛋白饮食，蛋白质摄入总量为每日每公斤理想体重0.6克［理想体重（千克）=身高（厘米）-105，如患者身高为165厘米，则其理想体重为165-105=60千克，推荐蛋白质总摄入量为60*0.6=36克］，主食兼顾蛋白质的用量（可选择淀粉含量高、蛋白质含量低的食物如红薯、马铃薯、莲藕、山药、绿豆粉丝等食物代替部分或全部谷类食物）；餐餐有蔬菜；水果应适量；常吃大豆及其制品，适量鱼、禽、蛋、奶、畜肉；尽量不吃烟熏、烧烤、腌制等过度加工食品；控制盐、油、糖和调味品的使用量。慢性肾脏病5期透析阶段仍然实施以植物性食物为主的膳食原则，依情况适当调整动物性食物、豆类、蔬菜和水果的摄入量。对于超重或肥胖患者，可适当减少500~750千卡的能量摄入，以使其体重降至适宜范围内。同时，在合理膳食的基础上，可针对不同证型选用食药物质。

中医食养指导原则是在中医理论指导下，坚持辨证的原则，因人、因时、因地制宜。在日常合理膳食中结合中医食养方，兼顾分期营养管理原则，调补有道。此外，已知对某种食药物质过敏者、正在服用药物可能与食药物质有禁忌时，应在医生、执业药师及营养指导人员等专业人员指导下食用。

慢性肾脏病患者食养的一日三餐可参考基本原则，在医生或临床营养师的指导下，进行个性化的膳食营养治疗方案设计，适时调整膳食、运动、行为及用药量，以达到控制慢性肾脏病、预防并发症发生的目标。膳食搭配可选择应用有利于保护肾脏和改善慢性肾脏病的食物和食药物质。可采用常用食物交换表灵活选择多种食物，提高膳食质量。成人慢性肾脏病患者应将营养配餐、合理烹饪、运动管理和营养自我监测作为基本技能。学习计算和评估体重是否在正常范围，了解食物中的能量，蛋白质、钠、钾、磷、钙含量，学习食物交换表和食物营养成分表的使用，把自我行为管理融入日常生活中。家属和社区应积极为患者提供友好进餐氛围，提供适合慢性肾脏病患者的食物，定期举办慢性肾脏病膳食烹饪交流活动，做好家庭和社会的协调，促进慢性肾脏病患者融入社会，回归社会。

材料选择方面根据不同证型酌情选用，如气虚者可选用黄芪、山药、党参、西洋参、茯苓；血虚者，可选用龙眼肉、当归、阿胶；阴虚者，可用黄精、枸杞子、桑椹、黑芝麻；阳虚者，可用核桃仁、肉苁蓉、姜、益智仁、杜仲；湿证者，可用茯苓、薏苡仁、玉米须、冬瓜皮等；湿热者，可用赤小豆、荷叶、白茅根；热甚者，可用金银花、鱼腥草；虚火者，可用罗汉果、胖大海、青果、桑叶、葛根、玉竹、鲜芦根；血瘀者，可用桃仁、山楂、益母草、姜黄、三七。

·食养方举例·

一、血尿

1．马齿苋鲜藕汁

主要材料：鲜马齿苋100克，鲜莲藕100克，红糖适量。

制作方法：将鲜马齿苋、鲜莲藕洗干净后，切碎绞汁，或用榨汁机榨汁，调入红糖即可。

2．绿豆马齿苋瘦肉汤

主要材料：绿豆200克，猪瘦肉200克，马齿苋200克，蒜瓣、香油适量。

制作方法：将洗干净的马齿苋切成段，猪瘦肉切成薄片，大蒜切成片备用。起火上锅，放入适量水，先放绿豆煮约15分钟后，再放入猪肉片、马齿苋、蒜片，煮至猪瘦肉软熟，淋入香油调味即可。

3．荠菜瘦肉粥

主要材料：荠菜80克，猪瘦肉160克，粳米100克。

制作方法：荠菜去杂，除根，洗净切碎；粳米洗净，浸泡10~15分钟。猪瘦肉切片，粳米加适量清水煨煮成粥，撒入荠菜搅拌均匀，小火煮沸即可。

二、蛋白尿

白果芡实粥

主要材料：白果10枚，芡实30克，糯米30克。

制作方法：白果去皮与糯米、芡实同入锅，以文火煮成粥，粥熟后即可食用。

三、水肿

1．茯苓冬瓜鸭汤

主要材料：茯苓15克，冬瓜200克，老水鸭半只，生姜5克，调和油。

制作方法：茯苓用清水迅速冲洗干净；冬瓜去皮去籽后切片；鸭斩块后滚水焯去血水备用；姜切片，姜用油烹香后捞出备用；鸭块入烹过姜的油中煸出香味；将前面的食材一同入锅中加入适量的清水大火滚开后转小火煮约30分钟；最后放入冬瓜再煮约10分钟，鸭肉软烂，加入调味品调味即可。

2．冬瓜薏苡仁瘦肉汤

主要材料：冬瓜700克，猪瘦肉300克，薏苡仁80克，生姜3片，鸡粉适量，葱花适量。

制作方法：冬瓜削皮去瓜瓤，洗干净切大块；薏苡仁洗干净（也可以提前泡）；猪瘦肉焯水；薏苡仁、冬瓜、猪瘦肉、姜片一起下锅，大火烧开，转小火煲1小时，撒鸡粉撒下葱花上锅。

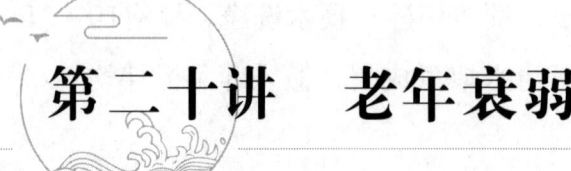

第二十讲　老年衰弱

　　衰弱是指老年人生理储备下降导致机体易损性增加、抗应激能力减退的非特异性状态。其核心是老年人生理储备减少或多系统异常，外界较小的刺激即可引起负性临床事件的发生。衰弱是人体内多个系统生理功能和储备的进行性下降，不仅可使老年人面对应激时的脆性增加，发生失能、功能下降、住院和死亡的风险增加，还可导致老年人对长期照护的需求和医疗费用增加。衰弱的病理性质为气血阴阳的虚损，饮食调养应根据气血津液辨证，选用药食同源物质。

　　气虚：山药、人参、大枣。

　　阳虚：肉苁蓉、益智仁、杜仲。

　　血虚：龙眼肉、阿胶、当归。

　　阴虚：枸杞子、黄精、桑椹。

　　衰弱的病变部位在五脏，应根据脏腑辨证，采用不同方法辨证论治，尤以补益脾、肾两脏最为重要。材料选用参考第二讲食性理论中的"归经"。

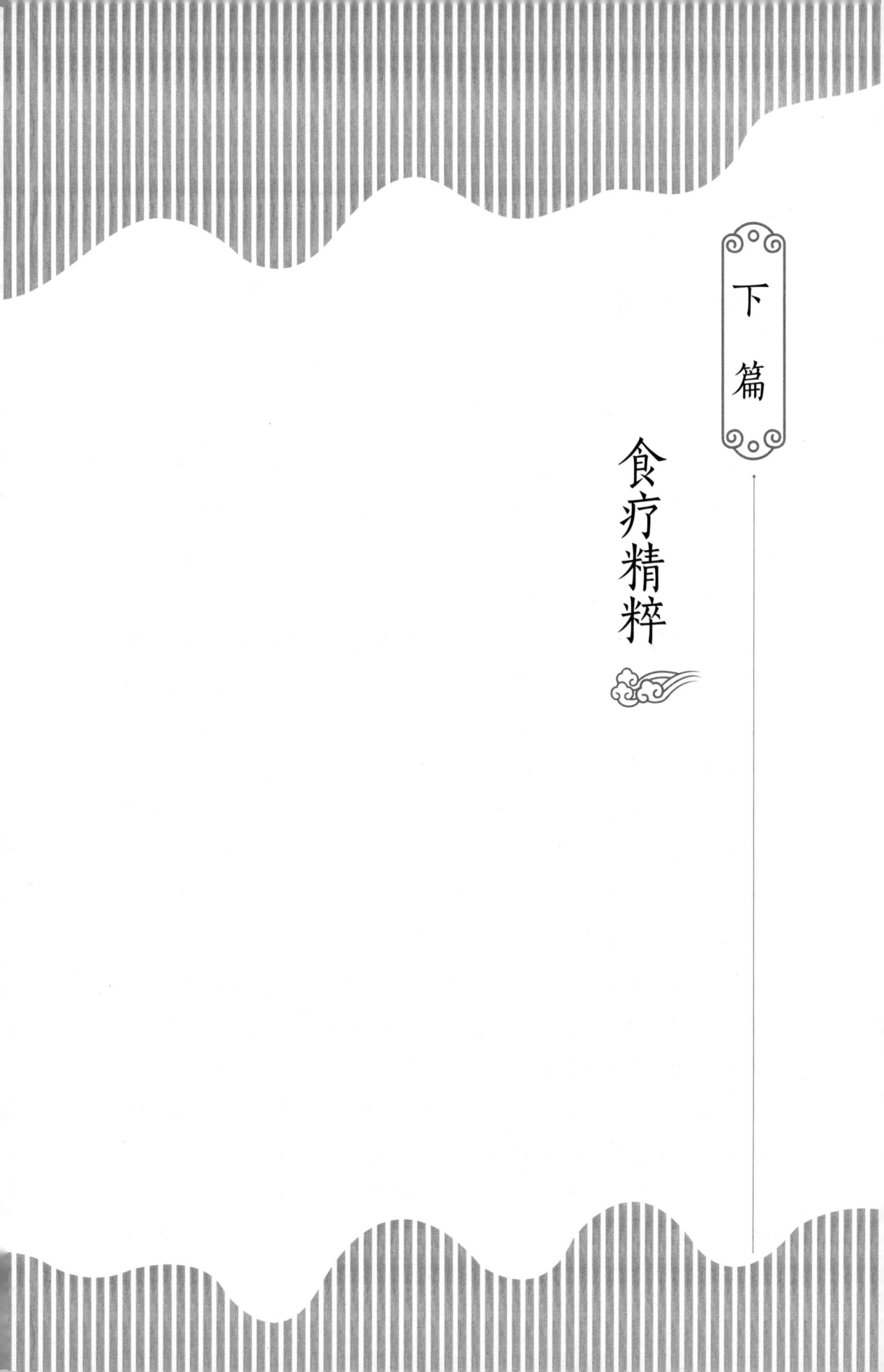

下 篇

食疗精粹

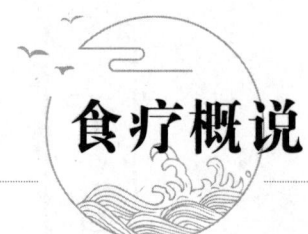

食疗概说

  食疗，顾名思义，即以膳食作为治疗疾病的手段，即饮食疗法。中医食疗学，是在中医药理论指导下，研究饮食治疗疾病的一门学科。它是中医临床医学的重要组成部分，在预防医学、康复医学、老年医学等领域也占有极其重要的地位。

  食疗学历史悠久，东汉张仲景《伤寒杂病论》中的葱豉汤、甘麦大枣汤、百合鸡子黄汤、当归生姜羊肉汤，至今仍在临床应用。唐代孙思邈所著《备急千金要方·食治》明确提出："夫为医者，当须先洞晓病源，知其所犯，以食治之；食疗不愈，然后命药。""安身之本必资于食，食能排邪而安脏腑，悦神爽志，以资血气，若能用食平疴，释情遣疾者，可谓良工。"他把食疗作为治疗疾病的首选方法，详细介绍了谷、肉、果、菜等食物的治病作用，提出了"以脏补脏"的原则。如用动物肝脏（羊肝、牛肝）治疗夜盲症，用赤小豆、黑豆、大豆等治疗脚气病，用谷皮（椿树皮）煮粥常食以预防脚气，并将能否正确应用食疗治病作为衡量医者技术良莠的重要标准之一。孟诜在孙思邈《备急千金要方·食治》的基础上，广搜民间之所传、医家之所创，加以己见，著成《食疗本草》，为我国第一部食疗专著。该书不仅重视食物的营养价值，而且特别重视食物的治疗作用，详细分析了食物的性味、配伍、功效、禁忌等，对食物的加工、烹调皆有阐明。

食疗，历史文献中多以"食养""食治""食疗"等名称出现。"食疗"与"食养"含义并非完全等同，"食养"重在"养"，主要应用于健康人群以达到养生之目的，或应用于疾病恢复期的人群以促进健康的重新获得；而"食疗"主要应用于患病人群，以达到治疗疾病的目的。

"药食同源"，最早的药物都是食物，中医学从它初起时便与饮食结下了不解之缘，最早的医疗方法正是饮食疗法。我们的祖先为了生存与繁衍，在自然界觅食的过程中逐渐发现了一些动植物既可饱腹充饥，又能治病疗疾；同时，通过反复的实践，将一些食物中营养价值不大但治疗作用明显的分了出来，成为专门治病的药。因此，药物来源于食物。随着社会的发展，人们发现了火，有了火就可"炮生为熟""以化腥臊"，早期的食物烹调也随之而产生，使食物中的蛋白质易于吸收，有利于古代人民身体的健康和强壮。这与后来食疗的发展具有密切关系。

中医食疗方的作用机制和药物疗法基本一致，主要表现在扶正和祛邪两方面。正如唐代孙思邈所说："食能排邪而安脏腑，悦神爽志以资气血。"同时他还指出药疗不同于食疗之处，"药性刚烈，犹若御兵"。

中华人民共和国成立之后，由于党和政府对中医药事业的高度重视，随着人民生活水平的不断提高，中医食疗学有了前所未有的发展。在著作方面出版了许多专业工具书，如食养食疗及保健医疗食品类书和辞书等，大量科学普及书也相继问世。在中医教育方面，1976年国家正式批准成立中医养生康复专业，设立"中医饮食营养学"课程，从而使传统营养学术与技术得到延续和传播。同时，食疗实践方兴未艾，不少中医单位开展了食疗的临床工作，研制了药膳和疗效食品。有些中医院设立了食疗科或食疗门诊，中医的传统保健食品被广泛地推广应用。不少大城市还建立了传统保健餐馆、药膳餐厅、药膳饭店，不仅在国内，而且在东南亚国家和地区，以及欧美各国均有开设，受到国内外民众的喜爱。至此，中医食疗学已经成为中医学领域中的一门独立学科。可以认为，食疗的再兴起，是人类物质文明和精神文明发展的需要，它将为人类的健康长寿起到积极的促进作用。

本篇学习要注意什么要点

（1）食疗学是以食养学为基础的一门学科，必须注意两者之间的联系。

（2）食材的选择：①首选食物；②选择药食同源材料；③选择中药材。注意尽量避免有毒的品种。

（3）注意食物的普遍性与特殊性，一般食物以平性为多，也有寒热之分，在选用时，可以根据"寒者热之、热者寒之"原则，利用食物的偏性发挥治疗作用，例如：绿豆、粟米、茼蒿、蕹菜、苦瓜、香蕉、梨、兔肉、蟹为寒凉之品；刀豆、糯米、芫荽、韭菜、辣椒、荔枝、桃子、羊肉、虾为温热性味食物。

第二十一讲　胃痛

胃痛，又称胃脘痛，是以上腹胃脘部近心窝处疼痛为主症的病症。根据胃痛的临床表现，现代医学中的急慢性胃炎、胃和十二指肠溃疡、胃痉挛及功能性消化不良等疾病以上腹胃脘部疼痛为主要症状者，均可参照本节内容辨证食疗。

·辨证食疗·

一、寒邪客胃

【证候】胃痛暴作，恶寒喜暖，得温痛减，遇寒加重，口淡不渴，或喜热饮，舌淡苔薄白，脉弦紧。

【治法】散寒止痛。

【选材】肉桂、丁香、茴香、大蒜、粳米等。

【食疗方选】

（1）丁香肉桂红糖煎（《中国药膳学》）：丁香1.5克、肉桂1克、红糖适量。丁香、肉桂用温水浸透，武火煮沸，文火煮20分钟，取汁，调入红糖，每次服5~10毫升，每日3次。

（2）小茴香粥（《寿世青编》）：炒小茴香20克、粳米100克。小茴香放入纱布袋里，扎口，水煎半小时，再入洗净的粳米同煮为粥。作早晚餐，服时酌加精盐、味精调味。

二、饮食伤胃

【证候】胃脘疼痛，胀满拒按，嗳腐吞酸，或呕吐不消化食物，气味腐臭，吐后痛减，不思饮食，大便不爽，得矢气及便后稍舒，舌苔厚腻，脉滑。

【治法】消食导滞，和胃止痛。

【选材】白萝卜、山楂、麦芽、神曲、鸡内金等。

【食疗方选】

（1）白萝卜汁（《食医心鉴》）：白萝卜、冰糖各适量。白萝卜洗净榨汁，加冰糖适量调溶。每次服100毫升，每日3次（也可用萝卜干煮粥）。

（2）小麦曲粥（《圣济总录》）：小麦曲（炒黄）15克、粳米100克，煮粥。空腹食用。

（3）大山楂丸（《食疗本草学》）：山楂960克，麦芽、神曲各140克，白糖840克，蜂蜜适量。将前三者共研为细末，加白糖，混合均匀，炼蜜为丸，每丸重9克。每日服1丸，温开水送下。

三、肝气犯胃

【证候】胃脘胀痛，痛连两胁，遇烦恼则痛作或痛甚，嗳气、矢气则痛舒，胸闷嗳气，善太息，大便不畅，舌苔多薄白，脉弦。

【治法】疏肝和胃，理气解郁。

【选材】小茴香、枳壳、玫瑰花、佛手、金橘等。

【食疗方选】

（1）小茴香枳壳散（《食疗本草学》）：小茴香30克、枳壳15克。将两者微炒研末，每日服6克，温开水送下。

（2）玫瑰花茶（《本草纲目拾遗》）：干玫瑰花6～10克，红糖适量。将玫瑰花放入茶杯中，用开水冲泡，加入红糖，温浸10分钟后即可饮用，代茶饮。

四、湿热中阻

【证候】胃脘疼痛，痛势急迫，脘闷灼热，口干口苦，口渴而不欲饮，纳呆恶心，小便色黄，大便不畅，舌红，苔黄腻，脉滑数。

【治法】清热化湿，和胃止痛。

【选材】薏苡仁、藿香、砂仁、香椿、茵陈、苦瓜、绿豆芽等。

【食疗方选】

（1）薏苡仁粥（《本草纲目》）：薏苡仁、粳米各50克，分别用清水浸泡，淘洗干净，放入锅中，加清水。先用旺火烧沸，再改用小火煮至熟烂即成。

（2）薏仁香砂饮：薏苡仁30克、藿香10克、砂仁4克、茵陈20克、黄连3克、甘草3克。加水煎煮15分钟，去渣取汁。早晚各服1次。

（3）茵陈粥（《粥谱》）：茵陈45克、粳米50克、砂糖适量。先水煎茵陈，去渣取汁，再入粳米煮粥。加砂糖，佐餐食。

五、瘀血停胃

【证候】胃脘疼痛，如针刺，似刀割，痛有定处，按之痛甚，痛时持久，食后加剧，夜尤甚，或见吐血、黑便，舌质紫暗或有瘀斑，脉涩。

【治法】活血化瘀止痛。

【选材】桃仁、三七、茄子、山楂、油菜、韭菜等。

【食疗方选】

（1）山楂红糖饮（朱震亨方）：山楂10枚、红糖适量。山楂洗净，去核打碎，放入锅中，加清水煮约20分钟，调以红糖进食。

（2）鲜韭汁（《食疗本草学》）：韭菜500克，洗净，捣碎，绞取汁液。每次服50～100毫升，每日3次。

（3）桃仁牛血羹（《饮食疗法》）：桃仁12克、新鲜牛血（已凝固）200克、盐少许。桃仁去皮、尖，研细，与牛血加500毫升水同煲汤，调入食盐，佐餐食。

六、胃阴亏耗

【证候】胃脘隐隐灼痛，似饥而不欲食，口燥咽干，五心烦热，消瘦乏力，口渴思饮，大便干结，舌红少津，脉细数。

【治法】清热生津，滋阴养胃。

【选材】银耳、黑木耳、大白菜、梨、葡萄、桑椹等。

【食疗方选】

（1）桑椹醪（《本草纲目》）：桑椹1 000克、糯米500克。鲜桑椹洗净捣汁（或以干品300克煎汁去渣），再与糯米共同煮，做成糯米干饭，待冷，加酒曲适量，拌匀，发酵成为酒酿。每日随量佐餐食用。

（2）葡萄藕蜜膏（《太平圣惠方》）：生地黄200克、葡萄汁250克、鲜藕汁250克、蜂蜜500克。生地黄洗净，加水适量浸泡透发，再加热煎煮，每20分钟取煎液1次，加水再煎。共取3次，合并煎液，再以小火加热煎熬浓缩，至黏稠时，加葡萄汁和鲜藕汁，再继续煎熬成膏状，加入蜂蜜，至沸后停火，待冷装瓶备用。每次一汤匙，以沸水冲化顿服，每日2次。

（3）秋梨蜜膏（《本草求原》）：鸭梨1 500克、鲜生姜250克。鸭梨洗净，去核，切碎，以洁净的纱布绞汁备用。取梨汁放在锅里，先以大火，后以小火煎熬浓缩，至稠黏如膏时，加入一倍的蜂蜜、姜汁，继续加热至沸，停火，待冷装瓶备用。每次一汤匙，以沸水冲化，代茶饮用，每日数次。

七、脾胃虚寒

【证候】胃痛隐隐，绵绵不休，喜温喜按，空腹痛甚，得食则缓，劳累或受凉后发作或加重，泛吐清水，神疲纳呆，四肢倦怠，手足不温，大便溏薄，舌淡苔白，脉虚弱或迟缓。

【治法】健脾益气，温中和胃。

【选材】胡椒、黄芪、炙甘草、大枣、饴糖、干姜、白术、猪肚等。

【食疗方选】

（1）姜枣饮（《百病饮食自疗》）：干姜5～10克、大枣10枚、饴糖30克。干姜、大枣共煮取汁，调入饴糖稍煮。每日分2次饮服。

（2）高良姜粥（《饮膳正要》）：高良姜15克、粳米50克。先煎高良姜，去渣取汁，后下粳米煮粥，空腹食。

（3）白术猪肚粥（《圣济总录》）：白术30克、生姜10克、猪肚1枚、粳米100克、葱白3茎（切细）、盐（少许）。将白术粗捣筛，猪肚洗净去涎滑，纳药于猪肚中缝口，以水煮猪肚令熟，取汁，将粳米及葱白共入汁中煮粥，调入食盐，空腹服食。

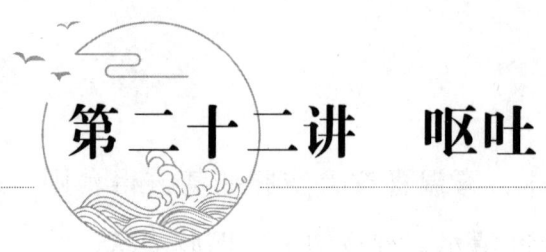

第二十二讲　呕吐

呕吐是指胃失和降，气逆于上，迫使胃中之物从口中吐出的一种病症。一般以有物有声谓之呕，有物无声谓之吐，无物有声谓之干呕，临床呕与吐常同时发生。现代医学之急慢性胃炎、神经性呕吐、食源性呕吐、幽门梗阻等可参考本节内容辨证食疗。

· 辨证食疗 ·

一、实证

1. 外邪犯胃

【证候】突然呕吐，胸脘满闷，发热恶寒，头身疼痛，舌苔白腻，脉濡缓。

【治法】温中止呕。

【选材】生姜、胡椒、芫荽、葱白、辣椒等。

【食疗方选】

（1）胡椒生姜汤（《食疗本草学》）：生姜30克，微煨，加入胡椒末1克，每日服1剂。

（2）凉拌子姜（《食疗本草学》）：子姜30~60克、调料适量。子姜洗净切丝，加醋、盐拌食，亦可加适量白糖、芝麻油。

2．食滞内停

【证候】呕吐酸腐，脘腹胀满，嗳气厌食，大便或溏或结，舌苔厚腻，脉滑实。

【治法】消食化滞，和胃降逆。

【选材】生姜、山楂、麦芽、萝卜、鸡内金、茶叶、金橘等。

【食疗方选】

（1）山楂饮（《经验方》）：山楂10～15克。水煎，少量频服。

（2）炒萝卜缨（《饮食疗法》）：鲜萝卜缨300克，洗净切断，用油、盐调味炒熟，佐餐。

（3）金橘茶（《中医大辞典》）：金橘3个，压扁，放入茶杯中，沸水泡，代茶饮。

3．痰饮内阻

【证候】呕吐清水痰涎，脘闷不食，头眩心悸，舌苔白腻，脉滑。

【治法】化饮和胃止呕。

【选材】生姜、萝卜、茶叶、砂仁、丁香、柿蒂等。

【食疗方选】

（1）砂仁萝卜饮（《中国药膳学》）：砂仁6克、萝卜500克。砂仁捣碎，萝卜切小片，同煎汤，分3次服。饭后半小时热服。

（2）茗粥（《养生随笔》）：茶叶30克、粳米50克。浓煎茶叶汁，入粳米粥内。空腹食用。

（3）砂仁酒（《中国药膳学》）：砂仁30克、白酒500克。砂仁捣碎，纱布包，浸酒7天，饭后酌饮。

4．肝气犯胃

【证候】呕吐吞酸，胸胁胀痛，舌质红，苔薄腻，脉弦。

【治法】疏肝理气，和胃止呕。

【选材】佛手、香橼、橘皮、橙子、合欢花、玫瑰花等。

【食疗方选】

（1）糖渍金橘（《随息居饮食谱》）：金橘500克、白砂糖500克、水适量。金橘洗净放锅中，用勺将金橘压扁，去核，加白砂糖腌渍1日，待金橘浸透糖后，再以小火煨熬至汁液耗干，停火待冷，再拌入白砂糖，放盘中风干数日，装瓶备用。随时服用。

（2）玫瑰烤羊心（《饮膳正要》）：羊心1个、藏红花6克、鲜玫瑰花50克、食盐适量。羊心切片备用，鲜玫瑰花捣烂取汁，放入小锅中，加清水、藏红花，略煮取汁，加入食盐备用。羊心串在不锈钢针上，蘸玫瑰花汁在火上翻烤，反复数次至羊心熟透即成。佐餐食。

（3）合欢花粥：干合欢花20克、粳米50克、红糖适量。水煎煮成粥，分次服用。

二、虚证

1. 脾胃气虚

【证候】食欲不振，食入难化，恶心呕吐，脘部痞闷，大便不畅，舌苔白滑，脉虚弦。

【治法】补益脾胃。

【选材】生姜、干姜、丁香、红枣、人参、粳米等。

【食疗方选】

（1）丁香煨梨（《食疗本草》）：梨1个、丁香15克。梨洗净，挖去核，放入丁香，外用菜叶或湿草纸包裹，蒸熟食用。

（2）干姜粥（《寿世青编》）：干姜、高良姜各3克，粳米50~100克。水煎干姜、高良姜，取汁去渣，加入粳米同煮成粥，趁温热服。

2．脾胃阳虚

【证候】饮食稍多即吐，时作时止，面色㿠白，倦怠乏力，喜暖恶寒，四肢不温，口干而不欲饮，大便溏薄，舌质淡，脉濡弱。

【治法】散寒和胃止呕。

【选材】干姜、高良姜、饴糖、牛肚、茶等。

【食疗方选】

（1）姜茶饮（《圣济总录》）：绿茶10克、干姜3克。干姜切丝，与绿茶一同放入杯中，以沸水冲泡，温浸片刻。趁热频服饮用。

（2）良姜粥（《饮膳正要》）：高良姜15克、粳米100克。以水750毫升，先煎高良姜至500毫升，去渣纳粳米，文火煮粥。早晚服。

3．胃阴不足

【证候】呕吐反复发作，或时作干呕，似饥而不欲食，口燥咽干，舌红少津，脉象细数。

【治法】和胃降逆止呕，滋阴养胃。

【选材】玉竹、石斛、姜汁、沙参、麦冬、鸭梨、西瓜等。

【食疗方选】

（1）香姜牛乳（《饮食与长寿》）：丁香2粒、姜汁1茶匙、牛奶250毫升，白糖少许。丁香、姜汁、牛奶置锅内煮沸，去丁香，加白糖溶化。温饮。

（2）参麦养胃饮：沙参15克、麦冬10克、石斛10克、乌梅10克、苦瓜10克、佛手6克。加水煎煮半小时，去渣取汁。早晚各服1次。

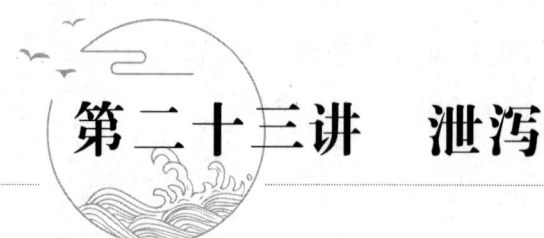

第二十三讲　泄泻

泄泻是以大便次数增多，粪质稀溏或完谷不化，甚至泻出如水样为主症的病症。泄者，泄漏之意，大便稀溏，时作时止，病势较缓；泻者，倾泻之意，大便如水暴注而下，病势较急。现代医学之急慢性肠炎、胃肠功能紊乱、肠易激综合征（慢性泄泻型）等肠道疾病都可以参照本节内容辨证食疗。

·辨证食疗·

一、暴泻

1．寒湿内盛

【证候】泄下清稀，甚至如水样，脘闷食少，腹痛肠鸣，或兼外感风寒，恶寒，发热，头痛，肢体酸痛，舌苔白或白腻，脉濡缓。

【治法】散寒化湿止泻。

【选材】干姜、高良姜、生姜、胡椒、扁豆花、大蒜等。

【食疗方选】

（1）姜茶饮（《圣济总录》）：绿茶10克、干姜3克。干姜切丝，与绿茶一同放入杯中，以沸水冲泡，温浸片刻。趁热频服饮用。

（2）干姜粥（《寿世青编》）：干姜、高良姜各3克，粳米

50～100克。水煎干姜、高良姜，取汁去渣，加入粳米同煮成粥，趁温热服。

（3）生姜胡椒红糖水（《中国药膳学》）：生姜10克、胡椒10粒、红糖适量。生姜切片，胡椒捣碎，与红糖一同水煎饮用。

2．湿热伤中

【证候】泄泻腹痛，泻下急迫，或泻而不爽，粪色黄褐，气味臭秽，肛门灼热，烦热口渴，小便短黄，舌质红，苔黄腻，脉滑数或濡数。

【治法】清热利湿止泻。

【选材】马齿苋、薏苡仁、粳米、荞麦、小麦麸、山药、车前草、黄瓜叶等。

【食疗方选】

（1）三宝粥（《医学衷中参西录》）：生山药30克、三七6克、鸦胆子50枚。将山药末放入锅中，加凉水4盅，调和山药末煮粥。煮时，不住以箸搅汁，一两沸即熟，约得粥一大碗。即用其送服三七末、鸦胆子。每日2次，早晚空腹食。

（2）马齿苋粥（《太平圣惠方》）：马齿苋150克、粳米100克。马齿苋洗干净，切成碎段备用。马齿苋与粳米加水同煮，旺火烧沸，改用小火煮至粥成。不加盐、醋，空腹淡食。

（3）小麦麸饼（《本草拾遗》）：小麦100克、面粉100克、食盐适量。小麦麸、面粉放入盆中，加盐水和面，做饼食。

3．食滞肠胃

【证候】腹痛肠鸣，泻下粪便臭如败卵，泻后痛减，脘腹胀满，嗳腐酸臭，不思饮食，舌苔垢浊或厚腻，脉滑。

【治法】消食化滞。

【选材】麦芽、山楂、鸡内金、白萝卜、胡萝卜、陈皮、茯苓、神曲等。

【食疗方选】

（1）粳米粥（《普济方》）：小米100克、神曲30克。煮粥。

（2）胡萝卜棒渣粥（《宫廷颐养与食疗粥谱》）：玉米糁100克、胡萝卜3～5根。先将玉米糁煮1小时，后将胡萝卜洗净切片放入再煮，待萝卜熟后即可。空腹食。

（3）山楂煎（《中国药膳学》）：焦山楂10克、红糖30克。水煎服。

二、久泻

1. 脾胃虚弱

【证候】大便时溏时泻，迁延反复，食少，食后脘闷不舒，稍进油腻食物，则大便次数增加，面色萎黄，神疲倦怠，舌质淡，苔白，脉细弱。

【治法】健脾止泻。

【选材】山药、薏苡仁、芡实、扁豆、莲子、茯苓、豆蔻、胡椒等。

【食疗方选】

（1）炒面粥（《粥谱》）：炒面15克、粳米30克。先煮粳米粥，入炒面，搅匀，空腹食。

（2）苹果山药散（《食疗本草学》）：苹果30克、山药30克。苹果晒干后与山药共为细末。每次服15～20克，加白糖适量，温开水送服。

（3）扁豆小米粥（《粥谱》）：炒白扁豆60克、小米80克、粳米100克。同煮粥至豆烂米开即可。早晚服。

2．肾阳虚衰

【证候】黎明前脐腹作痛，肠鸣即泻，完谷不化，腹部喜暖，泻后则安，形寒肢冷，腰膝酸软，舌淡苔白，脉沉细。

【治法】温阳止泻。

【选材】肉苁蓉、芡实、羊肉、鹿肉、韭菜、猪肾等。

【食疗方选】

（1）桂心茯苓粥（《普济方》）：桂心0.9克、茯苓30克、桑白皮60克、粳米50克。桂心、茯苓、桑白皮煎取汁，加粳米熬粥。每日1次，晨起空腹食用。

（2）羊肾苁蓉羹（《太平圣惠方》）：羊肾1对，肉苁蓉30克，黄酒、葱、生姜、食盐适量。羊肾去外膜，冲洗干净，切碎备用；肉苁蓉用黄酒浸泡一宿，刮去皱皮，切细备用。羊肾、肉苁蓉放入锅中，加清水、黄酒、葱、生姜、食盐，煮至熟烂即成，空腹进食。

（3）鹿肾粥（《太平圣惠方》）：鹿肾1具，肉苁蓉30克，粳米100克，葱白、胡椒粉、食盐各适量。鹿肾去除筋膜，冲洗干净，切碎；肉苁蓉用黄酒浸泡一宿，刮去皱皮，切碎。粳米淘洗干净，放入锅中，煮至半熟，加鹿肾、肉苁蓉、葱白、胡椒粉、食盐，再煮至粥成。

3．肝气乘脾

【证候】泄泻肠鸣，腹痛攻窜，矢气频作，伴有胸胁胀闷，嗳气食少，每因抑郁恼怒，或情绪紧张而发，舌淡红，脉弦。

【治法】疏肝理气，健脾止泻。

【选材】香橼、佛手、荞麦、高粱米、白萝卜、柚子等。

【食疗方选】

（1）佛手粥（《百病饮食自疗》）：佛手15克、紫苏梗15克、粳米30～60克。前两味水煎取汁，粳米淘净加水煮粥。待粥将熟时，兑入药汁共煮至熟，入白糖调味温服。早晚各1次。

（2）柚皮粥（《常见病食疗食补大全》）：鲜柚子皮1个，粳米60克，葱、盐、油各适量。将柚子皮放炭火上烧去棕黄色的表层并刮净，放入清水中浸泡1天，切块加水煮开，入粳米同煮作稀粥，加葱、盐、油调味服食。

（3）香橼露（《本草纲目拾遗》）：香橼500克，加水浸泡2小时，入蒸馏器内蒸2次，收集芳香蒸馏液。每次服30毫升，炖温服，每日2次。

第二十四讲　胁痛

胁痛是指由于肝络失和所致的以一侧或两侧胁肋部疼痛为主要表现的病症，是临床上比较多见的一种自觉症状。可见于现代医学的多种疾病之中，如急慢性肝炎、急慢性胆囊炎、胆结石、胆道蛔虫、肋间神经痛等，凡上述疾病中以胁痛为主要表现者，均可参考本节内容辨证食疗。

·辨证食疗·

一、肝郁气滞

【证候】胁肋胀痛，走窜不定，或痛引胸背肩臂，疼痛每因情志变化而增减，胸闷腹胀，嗳气频作，得嗳气而胀痛稍舒，善太息，纳少口苦，舌苔薄白，脉弦。

【治法】疏肝理气，柔肝止痛。

【选材】黄花菜、柚子皮、玫瑰花、佛手、枳壳、香附、木香、川芎、金橘、绿萼梅等。

【食疗方选】

（1）佛手茶（《本草再新》）：佛手5克、花茶3克，用200毫升开水泡饮，冲饮至味淡。

（2）木香饮（《简便单方》）：木香20克，研末备用。取木香粉2克，入热米酒15毫升调服，每日2次。

二、肝胆湿热

【证候】胁肋胀痛，口苦口黏，恶心呕吐，胸闷纳呆，小便黄赤，大便不爽，或兼有身热恶寒，身目发黄，舌红，苔黄腻，脉弦滑数。

【治法】疏肝利胆，清热利湿。

【选材】冬瓜、蚌肉、枳壳、玉米须、金钱草、鸡骨草、车前子、黄瓜、田螺、栀子、茵陈等。

【食疗方选】

（1）栀子仁粥（《太平圣惠方》）：栀子10克、粳米100克、冰糖10克。栀子研粉备用，将粳米放入陶锅内，加水煮粥至八成熟时，再纳栀子粉10克入粥内继续熬煮，待粥熟，调入冰糖，煮至溶化即成。温热服食，每日2次，3天为1个疗程。

（2）玉米须蚌肉汤（《中国药膳学》）：玉米须50克、蚌肉120克。先将蚌肉放入陶锅文火煮熟，再放玉米须一起煮烂。每次食蚌肉30克，喝汤约150毫升，每日2次。

（3）鸡骨草枣汤（《岭南草药志》）：鸡骨草30克、大枣10枚。鸡骨草与大枣一同放入陶锅，加水适量，煎煮20分钟即可。食枣饮汤，每日2次。

三、瘀血阻络

【证候】胁肋刺痛，痛有定处，痛处拒按，入夜尤甚，可伴胁下痞块，舌质紫暗，脉沉涩。

【治法】活血祛瘀，通络止痛。

【选材】山楂、当归、川芎、桃仁、红花、枳壳、香附、玫瑰花、三七粉、向日葵等。

【食疗方选】

（1）玫瑰茶（《本草纲目拾遗》）：玫瑰花1~3克，用沸水冲泡，代茶饮。每日3次，5天为1个疗程。

（2）玫瑰露酒（《全国中药成药处方集》）：鲜玫瑰花175克、冰糖100克、50%~60%的优质白酒750毫升。玫瑰花花蕾将开未开时采摘，将花与冰糖同浸入盛有白酒的陶瓷或玻璃器皿中，封闭，冷浸法浸泡14天。每次饮服15毫升，每日2次。

四、肝络失养

【证候】胁肋隐痛，悠悠不休，遇劳加重，伴见口干咽燥，心中烦热，头晕目眩，舌红少苔，脉细弦而数。

【治法】养阴柔肝，理气止痛。

【选材】女贞子、龙眼肉、生地黄、枸杞子、枸杞叶、黑芝麻、沙参、麦冬、当归、白芍、蜂蜜等。

【食疗方选】

（1）益寿鸽蛋汤（《四川中药志》）：枸杞子10克、龙眼肉10克、制黄精10克、鸽蛋4枚、冰糖30克。枸杞子洗净，龙眼肉、制黄精分别洗净，切碎，冰糖打碎待用。锅中注入清水约750毫升，加入枸杞子、龙眼肉、制黄精同煮。待煮沸15分钟后，再将鸽蛋打入锅内，冰糖碎块同时下锅，煮至蛋熟即成。每日服1剂，连服7日。

（2）生地黄鸡（《肘后备急方》）：生地黄250克、雌乌鸡1只、饴糖150克。鸡宰杀去毛及肠杂，去内脏备用；将生地黄洗净，切片，入饴糖，调拌后塞入鸡腹内。将鸡腹部朝下放入陶锅内，然后将陶锅置于蒸锅内，蒸煮2~3小时，待其熟烂后，食肉，饮汁，每日2次。

（3）鱼鳔汤（《中华临床药膳食疗学》）：鱼鳔25克，枸杞子、女贞子、黄精各25克，调料适量。将鱼鳔等诸味洗净，加水共煮汤，煮沸后，改用文火熬20分钟，加调料即成。药渣加水再煎。

第二十五讲　鼓胀

鼓胀系指肝病日久，肝、脾、肾功能失调，气滞、血瘀、水停于腹中所导致的腹部胀大如鼓的一类病症。现代医学中多种原因导致的肝硬化腹水，其他疾病出现的腹水，符合鼓胀特征者，可参照本节内容辨证食疗。

· 辨证食疗 ·

一、气滞湿阻

【证候】腹胀按之不坚，胁肋胀痛，纳差，食后胀甚，得嗳气、矢气稍减，小便短少，舌苔薄白腻，脉弦。

【治法】疏肝理气，运脾利湿。

【选材】黄花菜、陈皮、佛手、砂仁、香附、川芎、苍术、厚朴花、茯苓、薏苡仁等。

【食疗方选】

（1）黄花菜汤：干品黄花菜10克。洗净入陶锅，加水300毫升煎煮，佐餐食菜饮汤。

（2）砂仁炖鲫鱼（《中医经典食疗本草大全》）：鲫鱼400克、砂仁6克、炙甘草3克（研为末）。将甘草、砂仁并放入鱼腹内，用线缚好，放入锅内，加水适量，用武火煮沸，后用文火炖至鱼熟烂。每日1剂，连服数日。

（3）鲤鱼汤（《中医经典食疗本草大全》）：鲤鱼500克、白术15克、白芍15克、茯苓12克、橘皮6克、生姜6克。将白术、白芍、茯苓、橘皮四味布包煎煮，取药液加生姜等佐料煮鲤鱼，食鱼饮汤，每日1剂，连服数日。

二、寒水困脾

【证候】腹大胀满，按之如囊裹水，甚则颜面微浮，下肢浮肿，脘腹痞胀，得热则舒，周身困倦，怯寒懒动，小便短少，大便溏薄，舌苔白腻，脉弦迟。

【治法】温中健脾，行气利水。

【选材】白术、苍术、干姜、白胡椒、草豆蔻、草果、陈皮、茯苓、砂仁、泽泻等。

【食疗方选】

（1）干姜粥（《寿世青编》）：干姜、高良姜各3克，粳米50～100克。水煎干姜、高良姜，取汁去渣，加入粳米同煮成粥，趁温热服。

（2）白胡椒炖猪肚（《饮食疗法》）：白胡椒10克、猪肚1具。将猪肚反复用水冲洗净，白胡椒打碎，放入猪肚内，并留少许水分。然后把猪肚头尾用线扎紧，慢火煲1小时以上（至猪肚酥软），捞出猪肚，切条装盘，调味佐餐。

（3）豆蔻乌骨鸡（《本草纲目》）：乌骨母鸡1只（1 000克以上）、草豆蔻30克、草果2枚。乌骨母鸡宰杀后，去杂毛及肠杂，洗净。将草豆蔻、草果烧存性，放入鸡腹内扎定，煮熟，空腹食之。

三、水热蕴结

【证候】腹大坚满，脘腹胀急，烦热口苦，渴不欲饮，或有面目、皮肤发黄，小便赤涩，大便秘结或溏垢，舌边尖红，苔黄腻或兼灰黑，脉象弦数。

【治法】清热利湿，攻下逐水。

【选材】黄花菜、冬瓜、栀子、苍术、厚朴、砂仁、泽泻、车前子等。

【食疗方选】

（1）冬瓜粥（《粥谱》）：冬瓜（带皮）100克，粳米100克，嫩姜丝、葱、盐、味精、香油各适量。冬瓜洗净后，削下冬瓜皮（勿丢），把剩下的切成块。粳米洗净放入锅内，加入水适量煮粥。米粥半熟时，将冬瓜、冬瓜皮放入锅，再加适量水，继续煮至瓜熟米烂汤稠为度，捞出冬瓜皮不食，入适量姜、葱、盐、味精、香油调味即成。趁温热服，随量食用。

（2）茅根赤豆粥（《肘后备急方》）：鲜茅根200克（或干茅根50克）、赤小豆50克、粳米100克。将鲜茅根洗净，加水适量，煎煮半小时，捞去药渣，将除净杂质的赤小豆用水洗净，放在锅中，加水煮至六七成熟，再将淘净的大米倒入一起继续煮粥。分顿一日内食用。

（3）黄花菜鲤鱼汤：鲤鱼1条（250克左右），干品黄花菜20克，生姜1片，盐、味精、料酒、食用油各适量。将黄花菜、生姜洗净，鲤鱼留鳞去内脏，洗净。起油锅，煎鲤鱼，入清水适量，放入黄花菜、生姜、料酒各少许。先武火煮沸，改文火炖熟，调入盐、味精即可。随量食用或佐餐。每周可服食3次。

四、瘀结水留

【证候】脘腹坚满，青筋暴露，胁下癥结，痛如针刺，面色晦暗黧黑，或见赤丝血缕，面、颈、胸、臂出现血痣或蟹爪纹，口干不欲饮水，或见大便色黑，舌质紫暗或有紫斑，脉细涩。

【治法】活血化瘀，行气利水。

【选材】当归、益母草、赤芍、桃仁、泽泻、茯苓、三七、茜草、丹参等。

【食疗方选】

（1）益母草煮鸡蛋（《食疗药膳学》）：益母草30~60克、鸡蛋2枚。鸡蛋洗净，与益母草加水同煮，熟后剥去蛋壳，入药液中复煮片刻。食蛋饮汤。每天1剂，连用5~7天。

（2）当归鲤鱼汤：鲤鱼500克、当归10克。鲤鱼留鳞去内脏，洗净，加水，与当归共煮，鱼熟加黄酒、盐、味精，食鱼喝汤。

（3）三七茯苓薏苡仁粥：三七粉3克、茯苓20克、薏苡仁50克、粳米100克。将茯苓、薏苡仁、粳米分别淘洗干净，同时放入锅内，加水适量，大火煮沸后改用小火煮至粳米酥烂后调入三七粉，搅拌均匀，再用火煮至沸，即成。每日2次。

五、阳虚水盛

【证候】腹大胀满，形似蛙腹，朝宽暮急，面色苍黄或㿠白，纳呆，神倦怯寒，肢冷浮肿，小便短少不利，舌体胖，边有齿痕，质紫，苔白滑，脉沉细无力。

【治法】温补脾肾，化气利水。

【选材】干姜、鹿角片、茯苓、泽泻、车前子、黄芪、山药、薏苡仁、扁豆、肉桂等。

【食疗方选】

（1）牛筋黑豆粥：牛筋100～150克（干品需置于保温器中，冲入开水泡4小时左右至完全发起），黑豆100克，葱花、芫荽、姜丝、盐、味精、鸡精等各少许。先将黑豆用冷水提前浸泡一个晚上，将牛筋切成小块，与黑豆同入锅共煮。武火煮至其开锅沸腾，待粥开锅沸腾后转至文火慢煮至其黏稠，适量放入盐、味精、鸡精等调味品；最后把葱花、芫荽、姜丝也一起放入，加入少许香油，起锅即可食用。

（2）麻辣羊肉炒葱头（《中华临床药膳食疗学》）：羊瘦肉200克，葱头100克，生姜10克，素油50克，川椒、辣椒各适量，精盐、味精、黄酒、醋各少许。先将羊肉洗净，切成肉丝；生姜洗净，刮去皮，切成姜丝；葱头洗净，切片。将炒锅置火上，放入素油烧热，投入适量川椒、辣椒，炒焦后捞出；再在炒锅中放入羊肉丝、姜丝、葱头煸炒，加入精盐、味精、黄酒、醋等调味，熟透后收汁，出锅即成。佐餐食用。

（3）青虾炒黄瓜：青虾400克，黄瓜25克，葱1根，盐少许，蛋清、藕粉、油各适量。黄瓜切成短块，葱切段，将蛋清、藕粉加入青虾，充分混合，在热油中将虾仁炒至鲜红为度，黄瓜、葱另炒至变青时，加入鸡汤及调味品，并加入虾、藕粉勾芡即成。趁热食用。

六、阴虚水停

【证候】腹大胀满，形体消瘦，或见青筋暴露，面晦唇紫，口干而躁烦失眠，时或鼻衄，牙龈出血，小便短少，舌质红绛少津，苔少或光剥，脉弦细数。

【治法】滋肾柔肝，养阴利水。

【选材】白芍、黑豆、芦根、枸杞子、黄花菜、泽泻、益母草、鸭肉等。

【食疗方选】

（1）黑豆鲤鱼汤（《食物与治病》）：黑豆60克、鲜鲤鱼500克。将鲤鱼洗净，黑豆淘洗干净浸泡一宿，加清水700毫升，武火煮二物沸后，文火煮至黑豆烂。饮汤食肉，每日2次。

（2）枸杞银耳羹：枸杞子15克、银耳10克、生麦芽10克。银耳洗净，与枸杞子、麦芽共煮成羹。佐餐食用。

（3）黄花猪蹄汤：猪蹄1只、通草10克、黄花菜（干品）10克。猪蹄刮洗干净，放入沸水锅内烫5分钟，捞出；黄花菜洗净备用。猪蹄、通草、黄花菜放入陶锅内，加入清水，旺火烧开后，转用文火炖至猪蹄烂熟，捞起通草、黄花菜，加入调料即成。

第二十六讲　感冒

感冒是感受触冒风邪而导致肺失宣肃、卫表不和的常见外感疾病，临床表现以鼻塞、流涕、喷嚏、咳嗽、头痛、恶寒、发热、全身不适、脉浮为其特征。包括现代医学之普通感冒、流行性感冒及其他上呼吸道感染等。

·辨证食疗·

一、风寒束表

【证候】恶寒重，发热轻，头痛，肢节酸疼，无汗，鼻塞，时流清涕，咽痒，咳嗽，痰稀薄色白，口不渴或渴喜热饮，舌苔薄白而润，脉浮或浮紧。

【治法】辛温解表。

【选材】生姜、紫苏叶、葱白、芥菜、芫荽等。

【食疗方选】

（1）姜糖苏叶饮（《本草汇言》）：紫苏叶、生姜各3克，红糖15克。生姜、紫苏叶洗净切成细丝，放入锅内，以沸水冲泡，加盖温浸10分钟即成，每日2次，趁热顿服。

（2）葱豉黄酒汤（《孟诜方》）：淡豆豉15克、葱须30克、黄酒50克。淡豆豉加水1小碗，煎煮10分钟，再加洗净的葱须，继续煎5分钟，最后加黄酒，出锅。每日2次，热服。

二、风热犯表

【证候】身热较著，微恶风，汗泄不畅，头胀痛，面赤，咳嗽，痰黏或黄，咽燥，或咽喉红肿疼痛，鼻塞，流黄浊涕，口干欲饮，舌苔薄白微黄，舌边尖红，脉浮数。

【治法】辛凉解表。

【选材】薄荷、桑叶、菊花、淡豆豉、葛根、金银花等。

【食疗方选】

（1）薄荷豆豉粥：薄荷6克、淡豆豉6克、粳米60克。先将薄荷、淡豆豉另煎，煮开后继续煎煮10分钟即可，去渣取汁，备用。粳米煮粥，米烂时兑入药汁，同煮为粥。每日1剂，分2次热服，3天为1个疗程。

（2）葛根粥（《食医心鉴》）：葛根30克、粳米60克。先煮葛根30克，去渣，以药汁下米煮粥，趁热顿服。

三、暑湿伤表

【证候】身热，微恶风，汗少，肢体酸重或疼痛，头昏重胀痛，咳嗽，痰黏稠，鼻流浊涕，心烦口渴，或口中黏腻，渴不多饮，胸闷脘痞，腹胀，大便或溏，小便短赤，舌苔薄黄而腻，脉濡数。

【治法】清暑祛湿解表。

【选材】白扁豆、扁豆花、西瓜翠衣、金银花、丝瓜皮、荷叶、淡竹叶、藿香、青蒿、苦瓜、薏苡仁、木棉花等。

【食疗方选】

（1）香薷饮（《严氏济生方》）：香薷9克、白扁豆9克、厚朴6

克、砂糖适量。将前三味原料放入锅中，加清水，大火烧开后改用小火继续煮15分钟，放入砂糖。去渣取汁，代茶饮，热服。

（2）清络饮（《温病条辨》）：西瓜翠衣6克、鲜扁豆花6克、鲜金银花6克、丝瓜皮6克、鲜荷叶边16克、鲜竹叶心6克。将上述六味原料放入锅中，加清水，大火烧开后改用小火继续煮15分钟即可。去渣取汁，代茶饮。每日1剂，3天为1个疗程。

（3）绿豆粥（《普济方》）：绿豆50克、粳米250克、冰糖适量。将绿豆、粳米淘洗干净，入锅，用武火烧沸，转用文火煮至米熟成粥；将冰糖入锅，加入少许水，用文火熬成冰糖汁，加入粥内，搅拌均匀即可。

四、气虚感冒

【证候】恶寒较甚，发热，无汗，头身痛，咳嗽，痰白，咳痰无力，平素神疲体弱，气短懒言，反复易感，舌淡苔白，脉浮而无力。

【治法】益气解表。

【选材】生姜、大枣、党参、黄芪、太子参等。

【食疗方选】

（1）煎枣汤（《备急千金要方》）：大枣20个、葱白7茎（连须）。大枣洗净，用水泡软；葱白洗净连须备用。把大枣放入锅内，加水适量，大火烧开，煮20分钟再加入葱白，用小火煮10分钟即成。温服，每日1次，吃枣喝汤。

（2）神仙粥方（《经验良方全集》）：糯米30克、生姜片10克、葱白6克。用砂锅加水煮糯米、生姜片，米将熟时放入葱白，煮至米熟，再加米醋20毫升，入锅和匀，趁热喝粥，以汗出为佳。

五、阴虚感冒

【证候】身热，微恶风寒，少汗，头昏，心烦，口干，干咳少痰，舌红少苔，脉细数。

【治法】滋阴解表。

【选材】玉竹、黄精、薄荷、生姜、大枣、麦冬、生地黄、桑椹、银耳、黑木耳等。

【食疗方选】

（1）加减葳蕤汤（《重订通俗伤寒论》）：玉竹（葳蕤）9克、葱白6克、淡豆豉12克、薄荷3克、大枣2枚。以上五物用纯净水500毫升，武火煮沸，再用文火煮约半小时即可。

（2）葱白七味饮（《外台秘要》）：葱白9克、葛根9克、淡豆豉6克、麦冬6克、地黄9克、生姜6克。以上六物用水500毫升，武火煮沸，再用文火煮约半小时即可。

（3）参竹肺（《中华养生药膳大典》）：沙参、玉竹各30克，葱20克，猪肺1团。清水洗净猪肺，切块，放入沸水锅中浸出血水，将猪肺捞出，将沙参、玉竹与猪肺同放砂锅内，加水2 500毫升、葱20克，武火烧沸后，去浮沫，改用文火炖1.5小时，肺熟烂即成，每次适量，加食盐少许，吃肺喝汤，每日2次，连服数日。

岭南地区治疗感冒的"凉茶"主要可以分为三类，具体如下：

1. 食品茶饮类

这类茶饮一般是使用岭南地区特有的植物或者是中药材炮制而成，不含有大量的化学成分和药物成分。如果感冒轻微，可以适当饮用来缓解症状。例如，莲花茶、甘草茶、草果茶、陈皮茶等。

2. 保健品类

这类保健品一般是将草药提取精华，并浓缩、加工制成各种口味的小瓶装饮料，能够直接饮用。它的药效比食品类要明显一些，但是也不能够取代药物的治疗作用。

3. 液态中成药类

这类药物通常是配方中药材炮制而成，具有一定的剂量和治疗作用，需要按照医生和药师的建议来服用。例如，金嗓子喉宝液等。需要提醒的是，中成药是一种药物，不能随便乱服，过度使用还可能对身体产生不良影响。建议在医生的指导下正确使用。

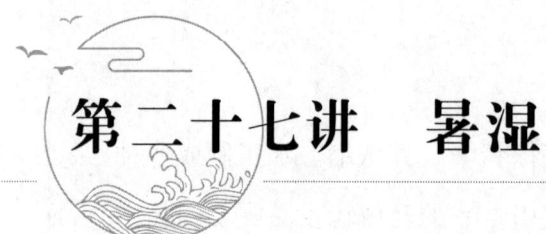

第二十七讲　暑湿

　　暑湿是感受暑兼湿所致的急性外感热病。此病有着明显的季节性，尤其是长夏之时，夏秋之交，雷雨时作，湿邪当令，暑气逼人，最容易得暑湿之证。暑湿大多发病急骤，病者多半出现头重如裹，昏昏沉沉，心烦易呕，胸闷，食少倦怠，肠鸣泄泻等症状。暑湿为病可分为暑湿郁遏肌表、暑湿困迫胃肠、暑湿伤气等三种类型。暑湿之食疗应根据不同的症状，判断所属类型而辨证施食。

·辨证食疗·

一、暑湿郁遏肌表

　　【证候】发热，微恶风寒，头痛肢酸，无汗或微汗出，脘痞心烦，小便黄，舌尖红，苔薄黄白相兼，脉浮数或濡数。

　　【治法】涤暑化湿，透邪出表。

　　【选材】薄荷、桑叶、葛根、佩兰、荷叶、藿香、扁豆花、茵蒿等。

　　【食疗方选】

　　（1）香薷饮：香薷10克、厚朴5克、白扁豆5克。将各物洗净，用剪刀把厚朴剪碎，白扁豆炒黄捣碎，放入保温杯中，以沸水冲泡，盖严温浸1小时。代茶频饮，每日2～3次。香薷性温，味辛，善发散，兼能利湿，为夏月解表要物，有"夏月麻黄"之称。厚朴性温，味苦，善燥湿，行气消肿；扁豆性温，味甘，能健脾和胃、化湿消暑。三味合用，共奏祛暑解表、化湿和中之功。

（2）涤暑饮：鲜扁豆花、鲜金银花、鲜佩兰叶各10克，鲜荷叶15克，丝瓜皮10克。将诸品入锅煎煮15分钟，倒出煎液后再加水煮15分钟，将两次汁液合并。白糖调味饮服，日2～3次。鲜扁豆花性偏寒，可化湿解暑；鲜金银花性寒，味甘，可清热解毒；鲜佩兰叶性平，味辛，气清香，有芳香辟秽、祛暑化湿之效；鲜荷叶性平，味苦，有清除暑热和升发脾胃清阳的作用；丝瓜皮性凉，味甘，可解毒、消肿。以上五味合用，共奏清热解暑、化湿止泻之功。

（3）藿香饮：鲜藿香叶10克、白糖适量。水煎藿香叶，取汁1杯，加入白糖和匀。饮用，每日2～3次。藿香性温，味辛，有芳香化湿、辟秽解暑之功。

（4）青蒿茶：青蒿30克。用开水冲泡，代茶饮。青蒿性寒，味苦，有清解暑热的功效。

二、暑湿困迫胃肠

【证候】发热，呕吐，心烦，口渴，腹痛腹泻，泻下急迫臭秽，小便黄短，舌红，苔黄白相兼或厚腻，脉濡数或滑数。

【治法】清热解暑，利水化湿。

【选材】葛根、薏苡仁、冬瓜皮、扁豆、芦根、淡竹叶、绿豆、荷叶等。

【食疗方选】

（1）冬瓜薏仁绿豆粥：冬瓜250克（连皮）、薏苡仁60克、绿豆30克、鲜荷叶1张（切丝）、粳米60克。上料洗净共入锅内，加水适量共熬煮成稀粥。调味趁热饮服。冬瓜性寒，味甘，可消热解暑、利水消肿；薏苡仁性平，味淡，可健脾利水；绿豆性寒，味甘，可清热祛暑解毒；鲜荷叶性平，味苦，可清除暑热；粳米性温，味甘，可健脾益胃。此粥具有清热解暑、利水化湿之效。

（2）木棉花扁豆粥：木棉花5克、扁豆15克、薏苡仁15克、大米60克。将洗净的木棉花、大米、薏苡仁、扁豆同加入锅内，加适量开水，慢火煮熬成粥即可，食用时佐以调味品。作为早点或加餐，经常食用。木棉花性凉，味甘，有清热解毒、利湿止血的作用；扁豆性微温，味甘；薏苡仁性微寒，味甘淡，两者都有健脾除湿之功。三者合之，共奏健脾除湿、清热解暑之功。

（3）薏苡仁绿豆粥：薏苡仁30克、绿豆30克、藿香5克、扁豆30克、陈皮5克、粳米100克。薏苡仁、绿豆、扁豆、粳米洗净后，加清水煮为稀粥；另将藿香、陈皮煎后取少许药汁，在粥熟后加入粥中和匀，再稍煮片刻即可。作为早点或加餐，经常食用。薏苡仁性微寒、味甘淡，扁豆性微温、味甘，二者健脾除湿；绿豆性寒、味甘，可清热利水；藿香性温、味辛，可化湿辟秽解暑；陈皮性温、味辛苦，可燥湿健脾；粳米性温、味甘，可健脾益胃。以上五味共奏清热解暑、燥湿健脾之功。

（4）绿豆车前子汤：绿豆60克、车前子30克。将绿豆洗净，车前子用细纱布包好（以免煳锅），共放入锅内加水烧开后，改用文火煮至豆熟，去车前子即成。每日1剂，分2次服，或天热代茶饮。绿豆性寒，味甘，可清热解毒、利水消肿；车前子性寒，味甘，可利水通淋、止泻明目，是通利渗湿常用之品。二者合之，共奏泻热解毒之功，尤擅治暑湿泄泻。

三、暑湿伤气

【证候】身热，自汗，心烦口渴，胸闷气短，四肢困倦，神疲乏力，大便清薄，小便短赤，舌淡红，苔白或黄腻，脉大或漏滑无力。

【治法】清暑化湿，培元和中。

【选材】西洋参、山药、白扁豆、淡竹叶、西瓜、荷叶翠衣、茯苓、冬瓜皮等。

【食疗方选】

（1）冬瓜鱼尾汤：冬瓜300克、生姜3片、鱼尾1个。鱼尾刮鳞后用清水洗净，然后用布将鱼尾抹干，再用盐抹过；冬瓜（连皮）洗净后切块，转入瓦煲内，放入生姜片，再加清水6碗，煲沸后，便将冬瓜放入煲内，然后再煲至大沸便可食。佐餐食用。冬瓜性寒、味甘，可清热解暑、利水消肿；鱼尾性寒、味咸，可补脾益胃。此汤不仅鲜美可口，而且有清热解暑、补益元气之功效。

（2）二鲜三花饮：鲜竹叶心30根、鲜荷梗30克、丝瓜花20朵、南瓜花5朵、扁豆花20朵、泡参30克、绿豆30克。将上述各味洗净，绿豆与泡参先入锅，加水共煎，待绿豆开花后，再加入其他各味，10分钟左右即可，去渣取汁。每日分次当茶饮。鲜竹叶心性寒、味辛甘淡，可清热生津；鲜荷梗性平、味苦，可清热解暑；南瓜花性平、味甘，丝瓜花性凉、味甘，扁豆花性温、味甘，三花具有芳香化湿、利水解暑之功效；泡参性温、味苦，可大补元气、健脾和胃；绿豆性寒、味甘，可清热解毒。上述七味共奏清暑化湿、培元生津之功。

（3）清暑益气汤：西洋参3克、石斛10克、麦冬10克、淡竹叶6克、生甘草3克、粳米30克、鲜西瓜翠衣500克、白糖少许。西瓜翠衣打碎挤汁，备用。麦冬、石斛、淡竹叶、生甘草水煎，去渣留汁后入粳米，将熟时兑入西洋参及西瓜翠衣汁，加入白糖调味。当茶频饮。

西洋参性凉、味微苦，可养阴益气；石斛性微寒、味甘，可滋阴清热、养胃生津；麦冬性寒、味甘，可养阴清热生津；淡竹叶性寒、味辛甘淡，可清热生津止渴；西瓜翠衣性平、味淡微苦，可清暑解热。诸药合用，补中有清，清中有益，共奏清暑益气、生津止渴之功。

第二十八讲　咳嗽

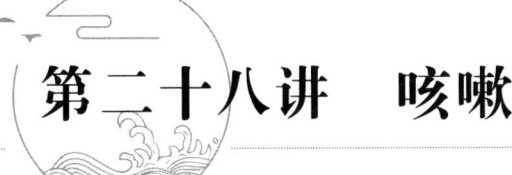

　　咳嗽是指肺气上逆作声，咯吐痰液。为肺系疾病的主要症候之一。凡临床表现以咳嗽为主要症状的疾病均属本节讨论范围。其他疾病兼见咳嗽症状者，可与本节联系互参。现代医学之急慢性支气管炎、支气管扩张等病以咳嗽为主要症状者，参照本节内容辨证食疗。

·辨证食疗·

一、外感风寒

　　【证候】咳嗽声重有力，气急欠平，咳痰稀薄色白，常伴鼻塞，流清涕，头痛，肢体酸楚，恶寒发热，无汗，舌苔薄白，脉浮或紧。

　　【治法】疏风散寒宣肺。

　　【选材】紫苏、杏仁、生姜、干姜、桂枝等。

　　【食疗方选】

　　（1）苏杏汤：紫苏、杏仁各10克，捣成泥，生姜10克切片，共煎取汁去渣，调入红糖再稍煮片刻，令其溶化。每日分2～3次饮用。

　　（2）姜汁糖：生姜10克洗净切片，用白纱布绞汁去渣。将红糖放入锅内加入姜汁，添少许水。将锅置文火上，烧至红糖溶化、黏稠起丝时停火。在一搪瓷盆内涂上热素油，再将熬化的糖汁倒入搪瓷盆内摊平，稍冷后用小刀划成2厘米见方的小块即成。每日空腹时服2次，每次5块。

（3）甘草干姜汤：甘草10克、干姜5～10克，共煎取汁，每日分3次饮用。

二、外感风热

【证候】咳嗽频剧，气粗，或咳声嘎哑，喉燥咽痛，咳痰不爽，痰黏稠或稠黄，咳时烘热汗出，常伴鼻流黄涕、口渴、头痛、恶风、身热等表证，舌苔薄黄，脉浮数。

【治法】疏风清热肃肺。

【选材】桑叶、菊花、梨、杏仁、葫芦茶、橄榄、萝卜、鱼腥草、无花果等。

【食疗方选】

（1）桑菊杏仁饮：桑叶10克、菊花10克、杏仁10克，共煎取汁，再调入白砂糖。酌量代茶饮。

（2）杏梨饮：杏仁10克，去皮尖，除去杂质洗净，梨去皮、核，洗净切片，冰糖捶成屑。将梨、杏仁、冰糖屑放入锅内，加清水适量，用武火烧沸后，转用文火煮30分钟即成。随时饮服。

（3）葫芦茶冰糖饮：葫芦茶30～50克，每次用清水3碗，煎取汁约1碗，调入冰糖5克。随量代茶饮用。

三、外感风燥

【证候】干咳频作，连声作呛，咽喉干痛，喉痒，痰少而黏，或粘连成丝，不易咯出，或痰中带有少许血丝，咳甚则胸痛，唇鼻干燥，口干。初起或伴鼻塞、头痛、微寒、身热等表证，多发于秋季，舌苔薄白或薄黄，质干少津，脉浮数。

【治法】疏风清肺润燥。

【选材】桑叶、白萝卜、胡萝卜、蜂蜜、麦冬、杏仁、梨等。

【食疗方选】

（1）桑杏饮：桑叶10克、杏仁6克、天花粉10克、梨皮20克，煎汤取汁。热服，每日服3次。

（2）红白萝卜蜜膏：白萝卜200克、胡萝卜200克，洗干净，切细丝，用纱布绞挤汁液，放入锅内用中火煎煮沸。加入蜂蜜100毫升，继续熬至稠即成。每日服2~3次，每次5克。

（3）杏仁麦冬饮：杏仁6克去尖，拣净杂质，置沸水中略煮，待皮微皱起时捞出，水中浸凉，脱去种皮；再将麦冬10克挑选干净，去杂质，洗净。杏仁、麦冬共放入锅内，加清水适量，置武火上烧沸后，转用文火煮15分钟、去渣留汁即成。每日服2~3次，凉时饮用。

四、内伤肝火

【证候】咳时面赤，咽干，常感痰滞咽喉而咯之难出，量少质黏，或痰涎凝结如絮条，胸胁胀痛，咳时引痛，口干苦，舌苔薄黄少津，脉弦数。

【治法】清肺平肝降火。

【选材】丝瓜花、蜂蜜、菊花、杏仁等。

【食疗方选】

（1）丝瓜花蜜饮：丝瓜花10~20克洗净，放入茶杯内，以沸水冲泡，密闭10分钟，调入蜂蜜。趁热顿服，1日3次。

（2）菊花绿茶饮（《药膳食谱集锦》）：菊花3克、槐花3克、绿茶3克，放入瓷杯中，以沸水浸泡，密闭5分钟。频频饮用，每日数次。

（3）杏菊饮：杏仁6克，去皮尖，菊花10克，洗净，一起放入砂锅内，加水适量，置中火煎熬10~15分钟，滗出汁液，另加水再熬取汁液，合并两次汁液，过滤，加入白糖，煮沸即成。频服之。

五、痰湿蕴肺

【证候】咳嗽反复发作，咳声重浊，痰多易咯，因痰而咳，痰出咳平，痰黏腻或稠厚成块，色白或带灰色，每于早晨或食后咳甚痰多，食油腻物亦有影响，呕恶食少，体倦无力，舌苔白腻，脉象濡滑。

【治法】健脾燥湿化痰。

【选材】橘红、茯苓、柚子、半夏、山药等。

【食疗方选】

（1）橘红糕：橘红10克研成细末，与白糖200克和匀为馅，米粉500克以水少许润湿，放蒸屉布上蒸熟，后压实，切为夹心方块米糕。不拘时酌量食用。

（2）柚子炖鸡（《本草纲目》）：柚子1个，雄鸡1只，生姜、葱、食盐、味精、料酒等各适量。鸡去皮毛、内脏，洗净；柚子去皮，留肉，将柚肉装入鸡腹内，放入砂锅中，加入葱、姜、料酒、食盐、水。将盛鸡的砂锅置于有水的锅内，隔水炖熟，即可食用。

六、痰热郁肺

【证候】咳嗽气息粗促，或喉中有痰声，痰多、质黏厚或稠黄，咯吐不爽，或有腥味，或吐血痰，胸胁胀满，咳时引痛，面赤，或有身热，口干而黏，欲饮水，舌苔薄黄腻，舌质红，脉滑数。

【治法】清热化痰肃肺。

【选材】白萝卜、鱼腥草、芦根、竹茹、荸荠、雪梨、莲藕、枇杷叶等。

【食疗方选】

（1）生芦根粥（《食医心鉴》）：取新鲜芦根100～150克，洗后切成小段，与竹茹15～20克同煎，取汁去渣，再与粳米同煮为稀粥。粥欲熟时加入生姜2片，稍煮即可。凉时食用，每日2次，3～5日为1个疗程。

（2）三鲜汁：莲藕500克，去皮，洗净切丝；荸荠500克，洗净去皮切薄片；梨500克，洗净去皮、核，切薄片。一起用洁净纱布挤绞出汁液，汁液中加入白糖50克，再加凉开水适量，搅匀即成，不拘时频饮之。

（3）白萝卜汁：取新鲜白萝卜500克，洗净去皮，切成2厘米方块，用洁净的纱布绞挤汁液。将白糖50克放入白萝卜汁液中，拌匀即成。随量饮之。

七、寒饮犯肺

【证候】咳嗽气急，呼吸不利，胸膈满闷，甚则喘逆痰鸣有声，咯吐白色清稀泡沫痰，形寒背冷，喜热饮，其咳每多持续而时有轻重，冬季或受寒后发作加重，随着病程与年龄的增长而逐步增剧，舌苔白滑，脉细弦滑或沉弦。

【治法】温肺化饮。

【选材】干姜、生姜、茯苓、甘草等。

【食疗方选】

（1）加味干姜粥：干姜5克、茯苓10克、甘草3克，一起入锅煎取汁去渣，再与粳米100克同煮为稀粥。每日分2次服。

（2）姜汁甘蔗露：取生姜汁一茶匙，甘蔗汁一杯混合，炖至温热即成。趁热服下，每日服2次。

八、肺阴亏损

【证候】干咳，咳声短促，午后黄昏为剧，痰少黏白，或痰中夹血，或声高逐渐嘶哑，口干咽燥，或午后潮热额红，手足心热，夜卧盗汗，病起缓慢，日见消瘦，神疲，舌质红少苔，脉细数。

【治法】养阴润肺。

【选材】玉竹、沙参、麦冬、白藕、百合、杏仁、老鸭等。

【食疗方选】

（1）玉参焖鸭：将老鸭一只宰杀后，除去毛和内脏，洗净放砂锅内，放入玉竹、沙参，加水适量。先用武火烧沸，再用文火焖煮1小时以上，待鸭肉炖烂时，放入调料即成。食肉喝汤。

（2）沙参百合饮：沙参10克、百合15克，共煎取汁。酌量缓缓饮用。

九、肺气不足

【证候】咳声低弱无力，气短不足以息，咳痰清稀色白，量较多，神疲懒言，食少，面色白，畏风自汗，常因感冒引起咳嗽加重，病多久延不愈，舌苔淡白，脉细弱。

【治法】补益肺气。

【选材】山药、人参、杏仁、核桃仁、猪肺等。

【食疗方选】

（1）人参胡桃汤（《济生方》）：人参5克、核桃仁10克，放碗内，加适量清水浸泡40分钟。将碗置锅中隔水蒸炖1小时即成。食用时喝汤吃核桃肉。人参可连用3次，第3次吃时连同人参一并食之。

（2）山药杏仁粥：山药500克，切片煮熟，晒干碾成粉；粟米250克炒香，磨成细粉；杏仁100克，炒令过熟，去皮尖，切碎为末，将三者一起混匀。食用时取混合粉放入适量酥油，每次用10克煮粥，空腹时服。

（3）杏仁猪肺粥：杏仁10克，去皮尖，捣为泥；猪肺50克，加水煮至七成熟，捞出切碎。将粟米、杏仁泥、猪肺加水同煮为粥，1日内分2次食用。

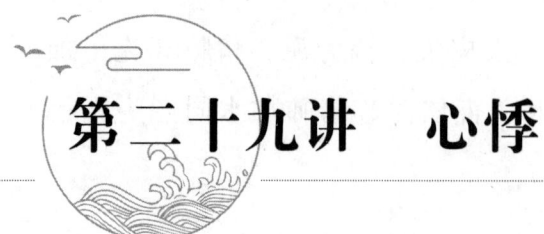

第二十九讲　心悸

心悸是指由心之气血阴阳亏虚致心神失养，或因痰饮瘀血阻滞扰及心神，出现心中悸动不安；甚则不能自主的一种病症，常伴有胸闷、气短、失眠、健忘、眩晕等症。临床一般多呈发作性，亦可呈持续性。常见于现代医学的心律失常、甲状腺功能亢进症、心脏神经症等疾病。

·辨证食疗·

一、气阴两虚

【证候】心悸气短，自汗，面色无华，倦怠乏力，少寐多梦，口干少津，舌红少苔，脉细弱无力。

【治法】益气养阴，养心安神。

【选材】西洋参、百合、桑椹、银耳、莲子、大枣、蜂蜜等。

【食疗方选】

（1）参梅甘草茶（《中国药膳学》）：太子参、乌梅各15克，甘草6克，白糖适量，上药煎煮取汁，代茶饮。

（2）洋参莲肉汤（《中国药膳辨证治疗学》）：西洋参6克，切薄片，莲子15克，与冰糖一起置入锅中，加水适量，小火煎煮至莲子熟烂即可。每日1剂，分3次空腹服用。

（3）百合糯米粥（《良药佳馐》）：糯米100克、百合30克，洗净，置砂锅内，加水适量，武火煮沸后，文火煮成粥，加糖适量即成。作早餐服食。

二、心血不足

【证候】心悸气短，头晕目眩，失眠健忘，面色无华，倦怠乏力，食少纳呆，舌质淡，苔薄白脉细弱。

【治法】补血养心，益气安神。

【选材】龙眼肉、大枣、阿胶、枸杞子、酸枣仁、葡萄、荔枝、乌骨鸡、猪心等。

【食疗方选】

（1）龙眼莲芡茶（《偏方大全》）：龙眼4～6枚，取肉；莲子、芡实各20克，杵碎，以上置砂锅中加水适量，煮沸后，置保温瓶中，加盖闷20分钟，连渣饮用，每日1剂。

（2）猪心粥（《食医心鉴》）：取猪心50克剖开洗净，切成肉末，用文火炒熟，备用；粳米100克，淘洗干净，放入汤锅，加水适量，先用武火煮沸，改用文火继续煮至米熟，放入炒好的肉末，拌匀稍煮片刻即成。空腹食用，每日2次。

（3）糖渍红枣（《百病饮食自疗》）：干红枣50克、花生米100克、红糖50克。红枣洗净泡发，花生略煮后，取花生衣，将枣与花生衣同放入煮花生的水中，加冷水适量，文火煮半小时，捞出花生衣，加入红糖，溶化后收汁。作点心服用。

三、阴虚火旺

【证候】心悸易惊，心烦失眠，口干，五心烦热，潮热盗汗，腰酸，耳鸣，头晕目眩，急躁易怒，舌红少津，少苔或无苔，脉细数。

【治法】滋阴降火，养心安神。

【选材】酸枣仁、枸杞子、西洋参、桑椹、麦冬、百合、银耳、黄花菜等。

【食疗方选】

（1）西洋参茶（《中医良药良方》）：西洋参3～5克，切片泡茶。代茶饮。

（2）枣竹灯心粥（《中华临床药膳食疗学》）：酸枣仁20克、玉竹20克、灯心草6克，用纱布包裹，与洗净的糯米200克置于砂锅中，加水适量，文火煮至粥成弃药包即可。每日1剂，分早、中、晚3次服用。

（3）枸杞肉丝（《中国药膳学》）：猪瘦肉250克，枸杞子、熟青笋各50克，猪油、食盐、白砂糖、味精、绍酒、麻油、淀粉、酱油各适量。将熟青笋除去筋膜，和洗净的瘦猪肉分别切成5厘米长丝状，枸杞子洗净待用。炒锅烧热，用油滑锅，再放入猪油适量；将肉丝、笋丝同时下锅划散，烹入酒，加入白砂糖、酱油、食盐、味精并搅匀；投入枸杞子、湿淀粉，颠翻几下，淋入芝麻油，离火装盘。佐餐食用，适量。

四、心阳不振

【证候】心悸不安，胸闷气短，面色苍白，畏寒肢冷，舌淡苔白，脉虚弱或沉细无力。

【治法】温补心阳，安神定悸。

【选材】桂枝、薤白、葱、韭菜、干姜、羊肉等。

【食疗方选】

（1）桂枝甘草茶（《伤寒论》）：桂枝10克、生甘草10克，切碎，置保温杯中，用沸水冲泡，加盖闷15分钟，每日1剂，代茶饮。

（2）干姜饮（《中国药膳学》）：干姜3克，研细粉，入米汤内，温热顿服。

（3）韭菜粥（《食医心鉴》）：韭菜150克洗净，切段，备用。粳米50克置砂锅中，加水适量煮粥，粥熟后加入韭菜微炖即可。作早餐食用。

五、水饮凌心

【证候】心悸眩晕，胸闷痞满，渴不欲饮，小便短少，或下肢浮肿，伴恶心欲吐，流涎，舌淡胖，苔白滑，脉弦滑或沉细而滑。

【治法】温阳化气行水，宁心安神。

【选材】茯苓、赤小豆、玉米须、冬瓜、薏苡仁、鲤鱼等。

【食疗方选】

（1）玉米须茶（《防治心血管病的饮食》）：玉米须18克、决明子10克、甘菊花6克，开水冲泡，代茶频饮。

（2）鲤鱼汤（《饮膳正要》）：将鲤鱼一条去鳞，剖腹去内脏，洗净，切块，与荜茇5克、川椒15克同入锅内，加葱、姜、调料及水适量，武火煮沸后转文火炖40分钟，将鱼肉煮熟即可。佐餐服食。

（3）茯苓粉粥（《本草纲目》）：粳米30克洗净煮粥，八成熟时加入茯苓粉30克、大枣7枚拌匀，煮熟成粥即可，可加糖少许。作早餐食用。

六、瘀阻心脉

【证候】心悸不安，胸闷不舒，心痛时作，痛如针刺，口唇青紫，舌质紫暗或有瘀斑、瘀点，苔薄白，脉涩或结代。

【治法】活血化瘀，理气通络。

【选材】月季花、玫瑰花、桃仁、韭菜、山楂、丹参等。

【食疗方选】

（1）月季花茶（《泉州本草》）：将鲜月季花20克剥瓣，入盐水中反复清洗、沥干，放入茶杯中，以沸水冲泡，10~15分钟即可。代茶饮。

（2）丹参饮（《时方歌括》）：将丹参20克与砂仁6克置于锅中，加水适量，煎汤去渣取汁，加入红糖搅溶即可。每日1剂，分2次服用。

（3）加味桃仁粥（《食医心鉴》）：桃仁21枚（去皮尖），生地黄30克，生姜适量，用500毫升清水浸泡，绞取汁备用；砂锅加水适量煮粳米100克成粥，加入备好的汁液，稍煮，调入桂心末10克即成。佐餐服食。

七、痰火扰心

【证候】心悸时发时止，受惊易作，胸闷烦躁，失眠多梦，口干苦，舌红，苔黄腻，脉弦滑。

【治法】清热化痰，宁心安神。

【选材】莲子心、瓜蒌、竹沥、梨、苦瓜、茼蒿、枇杷等。

【食疗方选】

（1）麦冬竹茹茶（《24节气养生食方》）：麦冬20克、竹茹10克、绿茶3克，洗净，置砂锅中，加水400毫升，煎煮至水剩250毫升，去渣取汁，加入冰糖10克煮至溶化即可。代茶饮。

（2）瓜蒌山楂橘红饮（《心脏疾病的饮食调养》）：将瓜蒌30克、山楂15克、橘红5克、生姜5片同置于砂锅中，加水适量煎煮取汁即可。每日1剂，分3次饮用。

（3）竹沥粥（《食医心鉴》）：粳米100克加水适量煮粥，粥成时加入竹沥水100毫升，稍煮即成。每日1剂，早、晚分服。

八、邪毒犯心

【证候】心悸，胸闷气短，左胸隐痛，发热恶寒，神疲乏力，口渴，舌红少津，苔薄黄，脉细数或结代。

【治法】清热解毒，益气养阴。

【选材】菊花、苦瓜、绿豆、甘草、西洋参、麦冬、蜂蜜等。

【食疗方选】

（1）五汁茶（《温病条辨》）：梨汁、荸荠汁、甘蔗汁、麦冬汁、鲜苇根汁各适量，搅匀，代茶饮。

（2）绿豆南瓜汤（《中国药膳学》）：绿豆50克洗净，加入食盐少许搅拌均匀，腌制几分钟后，用清水冲洗；南瓜500克去皮、瓤，洗净，切小方块备用；砂锅加水500毫升，大火烧开，下绿豆煮2分钟，将南瓜置入锅中，小火煮30分钟，至绿豆开花，加少许食盐调味即可。佐餐服食。

（3）苦瓜菊花粥（《二十四节气养生食方》）：苦瓜100克洗净去瓤，切小块备用；粳米60克洗净，与菊花5克同入锅中，倒入适量清水，武火煮沸，将苦瓜、冰糖10克加入锅中，文火煮至粥成即可。作早餐服食。

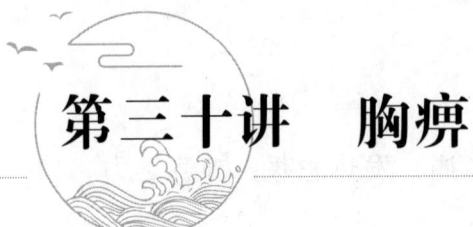

第三十讲 胸痹

胸痹是指以胸部闷痛，甚则胸痛彻背、喘息不得卧为主症的一种病症，轻者仅感胸闷如窒，呼吸欠畅，重者则有胸痛，严重者心痛彻背、背痛彻心。常见于现代医学的冠状动脉粥样硬化性心脏病（心绞痛、心肌梗死）；心脏神经症等疾病。胸痹发作期主要选用有速效止痛作用之药剂、气雾剂、丸剂以迅速控制病情缓解胸痹；而在缓解期则根据不同证型选择不同的治法，以预防和减少胸痹的发生。

· 辨证食疗 ·

一、心血瘀阻

【证候】胸闷胸痛，如刺如绞，痛有定处，入夜为甚，甚则心痛彻背，背痛彻心，或痛引肩背，日久不愈，可因暴怒、劳累而加重，舌质紫暗，有瘀斑，苔薄，脉弦涩。

【治法】活血化瘀，通脉止痛。

【选材】丹参、三七、川芎、桃仁、油菜、山楂等。

【食疗方选】

（1）丹参绿茶：丹参9克、绿茶3克，将丹参研成粉末，加绿茶，放保温瓶中，冲入半瓶开水，加盖闷10～15分钟后即可。每日1

次，5天为1个疗程。

（2）三七红枣鲫鱼汤（《中华养生药膳大典》）：三七10克、红枣15枚、陈皮5克、鲫鱼150克，将切碎的三七、红枣、陈皮和鲫鱼同入锅中，加水500毫升，文火煎煮30分钟，加入精盐，淋上香油即成。佐餐，每日1次，5天为1个疗程。

（3）粳米桃仁粥（《太平圣惠方》）：桃仁10克、粳米30～60克，将桃仁捣烂如泥，加水研汁，去渣，以桃仁汁煮粳米为稀粥。每日2次，空腹温食。

二、气滞心胸

【证候】胸闷隐痛，隐痛阵发，时欲太息，遇情志不遂容易诱发或加重，或兼有脘腹胀闷，得嗳或矢气则舒，苔薄或薄腻，脉弦。

【治法】疏肝理气，活血通络。

【选材】佛手、柑、橙、橘、白萝卜、柑皮、荞麦等。

【食疗方选】

（1）玫瑰花茶（《本草纲目拾遗》）：干玫瑰花6～10克，红糖适量。将玫瑰花放入茶杯中，加入红糖，用开水冲泡，温浸10分钟后即可饮用，代茶饮。

（2）香橙汤（《遵生八笺》）：橙子1000克（去核切片），生姜30克（切片焙干），檀香末15克，甘草末30克，盐10克。将橙子、生姜碾烂如泥，入檀香末、甘草末，和做饼子，焙干后碾为细末。每顿10克，用开水送下。

（3）佛手柑粥（《宦游日札》）：佛手柑15克、粳米100克、冰糖适量。将佛手柑洗净加水500毫升，煎煮2分钟，去渣取汁，再加入粳米及冰糖，文火熬粥。每日2次，5天为1个疗程。

三、痰浊闭阻

【证候】胸闷重而心痛微，痰多气短，肢体沉重，形体肥胖，伴有倦怠乏力，纳呆便溏，咯吐痰涎，舌体胖大边有齿痕，苔浊腻或白滑，脉滑。

【治法】通阳泄浊，豁痰宣痹。

【选材】茯苓、薏苡仁、木瓜、陈皮、蚕豆、香椿、紫菜、萝卜等。

【食疗方选】

（1）瓜蒌枳实桂枝茶（《中医良药良方》）：炒枳实10克、全瓜蒌15克、川桂枝9克，上药加至10倍量，共研成粗末，每次取35克，放保温瓶中，冲入半瓶沸水，加盖闷20分钟后，代茶饮，一日内饮完。

（2）荷叶菖蒲饮（《中华临床药膳食疗学》）：延胡索10克置砂锅中，加水适量，煮沸后煎20分钟，再入荷叶10克、石菖蒲20克，共煎15分钟，取汁200毫升，加少许红糖调味，每日1剂，分2~3次服。

（3）莱菔粥（《调疾饮食辩》）：莱菔子30克置砂锅中，加水适量，煎煮片刻，去渣取汁，入粳米50克煮粥，空腹食用。

四、寒凝心脉

【证候】猝然心痛如绞，心痛彻背，喘不得卧，多因气候骤冷或骤感风寒而发病或加重，伴形寒，甚则手足不温，冷汗自出，胸闷气短，心悸，面色苍白，苔薄白，脉沉紧或沉细。

【治法】辛温散寒，宣通心阳。

【选材】薤白、生姜、葱、芥菜、干姜、丁香等。

【食疗方选】

（1）止痛乳香茶（《中国食疗大全》）：乳香、茶叶各等份，共研成细末，每次取3克，沸水冲泡服。

（2）薤白汤（《圣济总录》）：干薤白10克、瓜蒌仁10克，将干薤白和瓜蒌仁加入500毫升水中煎汤。每日2次，5天为1个疗程。

（3）姜葱粥（《临床食疗配方》）：干姜30克、高良姜30克、葱白50克、大米100克。将干姜、高良姜装入纱袋中，加水500毫升，与大米同煮粥，粥熟后去药袋，加入葱白煮沸即成。每日2次，7天为1个疗程。

五、气阴两虚

【证候】心胸隐痛，时作时休，心悸气短，动则尤甚，伴倦怠乏力，面色㿠白，声息低微，易出汗，舌质淡红，舌体胖、边有齿痕，苔薄白，脉虚细缓或结代。

【治法】益气养阴，活血通脉。

【选材】西洋参、人参、龙眼肉、银耳、黑木耳、黄芪、桑椹、山药等。

【食疗方选】

（1）益心方茶（《奇效良方集成》）：党参、何首乌、丹参各15克，五味子4.5克，麦冬、山茱萸各9克，大枣6枚，上述药量加至10倍，研成粗末，每次取50~60克，放入保温瓶中沸水冲泡，20分钟后，去渣，分2~3次服。

（2）龙眼丹参汤（《中国药膳学》）：龙眼肉30克，远志、丹参各15克，水煎，加红糖适量调服，每日2次。

（3）三七人参粥（《中华食疗大全》）：人参6克，三七3克切片，与粳米60克同置砂锅中煮粥，粥成后放入白糖适量调味，每日2

次，早晚分服。

六、心肾阴虚

【证候】心痛憋闷，心悸盗汗，虚烦不寐，腰酸膝软，头晕耳鸣，口干便秘，舌红少津，苔薄或剥苔，脉细数或促代。

【治法】滋阴清火，养心和络。

【选材】银耳、黑木耳、桑椹、鸡蛋黄、梨、猪皮等。

【食疗方选】

（1）酸枣仁茶（《食物中药与便方》）：酸枣仁15～30克、玄参30克，将两种药研末放保温杯中，冲入沸水，加盖闷15分钟后，代茶频饮。

（2）洋参汤（《中华临床药膳食疗学》）：西洋参3克、麦冬10克，将西洋参浸软切成薄片，麦冬切开去心，共入保温杯内，加开水冲泡10分钟后当茶饮，连用10～15天。

（3）麦冬人参炖瘦肉（《中华食疗大全》）：人参10克洗净润透切片，麦冬10克洗净去心，五味子6克洗净，冬菇30克洗净切片。将猪瘦肉50克放入炖锅中，加入人参、麦冬、五味子、冬菇，加入姜、葱、盐各适量，加入鸡汤600毫升，武火烧开，文火煮1小时即成。佐餐服食。

七、心肾阳虚

【证候】心悸而痛，胸闷气短，动则更甚，自汗，神倦怯寒，面色㿠白，四肢欠温或肿胀，舌质淡胖、边有齿痕，苔白或腻，脉沉细迟。

【治法】温补阳气，振奋心阳。

【选材】人参、薤白、枸杞子、丁香、羊肉、鳝鱼、泥鳅等。

【食疗方选】

（1）瓜蒌薤白酒（《中国药膳学》）：瓜蒌、薤白各12克，白酒30毫升，水适量，以文火煎煮，去渣饮服，每日2次顿服。

（2）羊肉萝卜汤（《中国药膳辨证治疗学》）：羊肉100克，白萝卜300克，肉桂6克，生姜、芫荽、胡椒、食盐各适量。将羊肉、萝卜切块同煮，羊肉熟后加入肉桂末及生姜等调料煮沸即成。早、晚空腹食用。

（3）人参薤白粥（《圣济总录》）：人参10克、薤白6克、鸡蛋1个、粳米100克。先将人参单煮，取汁备用；鸡蛋放入碗中，搅拌均匀，备用；粳米如常法煮粥，米熟时放入鸡蛋、薤白、人参汁再煮至熟。每日1次。

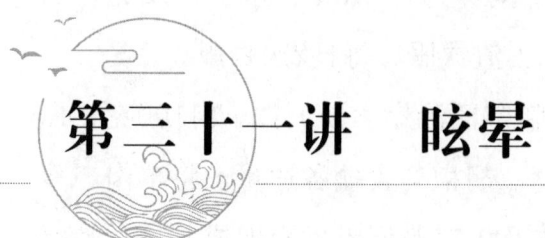

第三十一讲　眩晕

　　眩晕是以头晕、眼花为主要临床表现的一类病症。眩指眼花，视物不清，两眼发黑；晕指头晕，视物旋转，站立不稳。两者常同时并见，故统称为"眩晕"。其轻者闭目可止，重者如坐车船，旋转不定，不能站立，或伴有恶心、呕吐、汗出、面色苍白等症状。多见于中老年人。现代医学中的高血压、低血压、低血糖、贫血、梅尼埃病、脑动脉硬化、椎基底动脉供血不足、神经衰弱等均可参考本节内容辨证食疗。

· 辨证食疗 ·

一、肝阳上亢

　　【证候】眩晕耳鸣，头痛且胀，劳烦则甚，急躁易怒，少寐多梦，舌红苔黄，脉弦。

　　【治法】平肝潜阳，补益肝肾。

　　【选材】芹菜、绿豆衣、荷叶、菊花、山楂、海带等。

　　【食疗方选】

　　（1）芹菜粥（《长寿药粥谱》）：将芹菜（连根）50克洗净，切碎，与粳米100克入于砂锅内，加水600毫升左右，同煮为菜粥，每日2次。

（2）天麻鸡蛋汤（验方）：天麻15克，水煎1小时后去渣，加入打匀的鸡蛋1～2个，隔水蒸熟分2次食用。

（3）绿豆衣茶（验方）：绿豆衣10克，洗净晾干，鲜桑叶50克，鲜荷叶50克，洗净。加水一起煎煮，代茶饮。经常饮用。

二、痰浊上蒙

【证候】眩晕，头重如蒙，胸闷恶心，呕吐痰涎，食少多寐，苔白腻，脉弦滑。

【治法】燥湿祛痰，健脾和胃。

【选材】白术、橘皮、竹茹、枳实、陈皮、薏苡仁、茯苓、冬瓜等。

【食疗方选】

（1）枳术饭（《脾胃论》）：枳实10克、白术10克，分煎3次，去药渣，以汁同粳米150克煮饭，待饭将熟时，将洗净荷叶1张盖于饭上，继续煮至饭熟，每日早餐或晚餐食用。

（2）天麻白术汤（验方）：天麻20克、白术15克、生姜10克、大枣5枚，煎汤服。每日分3次饮用。

（3）橘皮竹茹汤（《金匮要略》）：橘皮10克、竹茹50克、茯苓20克，三物用水煎汤服。每日分3次饮用。

三、气血亏虚

【证候】头晕目眩，动则加剧，遇劳则发，面色㿠白，爪甲不荣，神疲乏力，心悸少寐，少食懒言，舌淡苔薄白，脉细弱。

【治法】补益气血。

【选材】母鸡、当归、党参、蜂蜜、大枣、花生等。

【食疗方选】

（1）归参炖母鸡（《乾坤生意》）：将母鸡去毛及内脏，腹腔内置当归15克、党参15克及葱、姜、黄酒、食盐各适量，将母鸡放入砂锅，加水以小火煨炖，烂熟即可，每日1次。

（2）芝麻核桃泥（验方）：黑芝麻100克（文火炒熟），核桃仁100克，鲜桑叶100克（去叶脉络），共捣烂如泥，加入蜂蜜适量调匀。每服10克（约1大匙），每日服3次。

四、肝肾亏虚

【证候】眩晕耳鸣，久发不已，腰酸膝软，遗精带下，视力减退，两目干涩，少寐健忘。偏阳虚者，神疲乏力，四肢不温，夜尿多；偏阴虚者，五心烦热，盗汗，心烦口干，舌红少苔，脉沉细。

【治法】补益肝肾。

【选材】黑芝麻、黑豆、枸杞子、菊花、蚌肉等。

【食疗方选】

（1）法制黑豆（《景岳全书》）：山茱萸、茯苓、当归、桑椹、熟地黄、补骨脂、菟丝子、墨旱莲、五味子、枸杞子、地骨皮、黑芝麻各10克，分煎3次，去渣留汁，入黑豆500克（温水泡胀），煎煮至药液干涸，再将黑豆炒干备用。每日3次，每次10克，嚼食。

（2）天麻菊花枸杞粉（验方）：天麻50克、菊花50克、枸杞子30克，共研末。每次服10克，每日2次，开水送服。

第三十二讲　中风

中风是以突然昏仆、半身不遂、口舌㖞斜、言语謇涩或不语、偏身麻木为主要临床表现的病症。根据脑髓神经受损程度的不同，有中经络、中脏腑之分，有相应的临床表现。多见于中老年人。现代医学之脑血管病，不论是出血性还是缺血性脑血管病均可参考本节内容辨证食疗。

· 辨证食疗 ·

一、中经络

1. 肝阳化风

【证候】半身不遂，口舌㖞斜，舌强言謇或不语，偏身麻木，烦躁失眠，眩晕耳鸣，手足心热，舌质红绛或暗红，少苔或无苔，脉细弦或细弦数。

【治法】平肝潜阳，息风通络。

【选材】荸荠、海蜇头、芹菜、天麻、菊花、全蝎、蝉等。

【食疗方选】

（1）雪羹汤（《古方选注》）：海蜇50克、荸荠4枚、食盐适量。海蜇用温水洗净，切成丝备用，荸荠去皮洗净，切成片放入锅中，加清水以大火烧开，再改用小火，继续煮10分钟，以食盐调味即成。每日1次，7天为1个疗程。

（2）全虫闹金蝉（《证治准绳》）：将全蝎30克、金蝉30克入六成热油中炸酥，摆在盘内，撒少许精盐。每日分3次食用。

（3）天麻鲤鱼（《大众药膳》）：天麻25克，川芎、茯苓各10克，活鲤鱼1条（重1000克以上），酱油、黄酒、食盐、白糖、味精、胡椒粉、麻油、葱、生姜、湿淀粉等调料各适量。将鲤鱼处理，分装于8个蒸碗中；将天麻、川芎、茯苓用米泔水浸泡4~6小时，捞出天麻并洗净，上蒸笼蒸透，取出趁热切薄片，与川芎、茯苓同分8份，分别放在鱼碗内，加葱、姜、黄酒，兑清汤适量，上蒸笼蒸制30分钟；起锅，拣去葱、姜，将鱼扣入食碗中；倾原汤至铁勺中，加热至沸，去浮沫，加入调料，调味至鲜，用湿淀粉勾芡，浇于鱼身上即成。随餐食用，饮汤食鱼。

2．气虚血瘀

【证候】半身不遂，口舌㖞斜，言语謇涩或不语，偏身麻木，面色㿠白，气短乏力，心悸，自汗，便溏，手足肿胀，舌质暗淡，舌苔薄白或白腻，脉沉细、细缓或细弦。

【治法】益气活血通络。

【选材】黄芪、三七、粳米、葱白、花椒、猪肚等。

【食疗方选】

（1）人参猪肚（《良药佳馐》）：人参10克、甜杏仁10克、茯苓15克、红枣12克、陈皮1片、糯米100克、猪肚1具、花椒7粒、姜1块、独头蒜4个、葱1根、调料适量。人参洗净，置旺火上煨30分钟，切片留汤。把诸药与糯米、花椒同装纱布袋内，扎口，放入猪肚内，加适量奶油、料酒、盐、姜、葱、蒜，上屉用旺火蒸2小时，至猪肚烂熟时取出。饮汤吃猪肚、糯米饭。每周服1~2次。

（2）羊肚粥（《食鉴本草》）：羊胃1具，洗净切，先煮待熟，入粳米100克，葱白、生姜、豆豉、花椒各适量，煮粥，加盐少许调味食。每日分3次食用。

（3）参枣米饭（《醒园录》）：党参15克、糯米250克、大枣30克、白糖50克。先将党参、大枣煎取药汁备用，再将糯米淘净，置瓷碗中加水适量，煮熟，扣于盘中，然后将煮好的党参、大枣摆在饭上，最后加白糖于药汁内，煎成浓汁，浇在枣饭上即成。空腹食用。

3．肝肾阴虚

【证候】眩晕耳鸣，手足不遂或颤动，口眼㖞斜，舌强语謇，舌红苔黄，脉弦细。

【治法】益阴养血，潜阳息风。

【选材】黑豆、黑芝麻、地黄、驴头等。

【食疗方选】

（1）双耳汤（验方）：银耳10克、黑木耳10克、冰糖30克。银耳、黑木耳用温开水泡发，并摘除蒂柄，除去杂质，洗净，放入碗内；将冰糖放入，加水适量。将盛木耳的碗置锅中蒸1小时，待木耳熟透即成。每次服1小碗，每日2次。

（2）驴头羹（《食医心鉴》）：乌驴头1个，沸水去毛，洗净切碎，加水适量，文火煨炖至烂熟，加盐、味精、葱各适量即成，饮汤佐餐。本品可加钩藤以平肝潜阳。每日分3次食用。

二、中脏腑

1．阳闭

【证候】起病骤急，突然昏仆，不省人事，半身不遂，牙关紧闭，鼻鼾痰鸣，面赤气粗，两手握固，肢体拘急，舌质红绛，舌苔黄腻，脉弦滑而数。

【治法】清热化痰，醒神开窍。

【选材】薄荷、麻仁、竹沥、决明子等。

【食疗方选】

（1）大黄竹沥粥（验方）：大黄10克、大米100克。将大黄择净，放入锅中，加清水适量，浸泡1～10分钟后，水煎取汁备用。将大米淘净，加清水适量煮粥，待熟时，调入大黄药汁再煮一二沸即成，加入鲜竹沥50毫升以化痰开窍，鼻饲，每日1剂。

（2）薄荷荆芥粥：鲜薄荷叶、鲜荆芥穗各30克，洗净切碎，煎汤取汁，入炒麻仁50克、粳米50～100克，共煮稀糜粥，粥成过筛，鼻饲。可加入竹沥以化痰开窍。每日分3次服用。

2．阴闭

【证候】素体阳虚，突发昏仆，半身不遂，面白唇暗，痰涎壅盛，静而不烦，肢体松懈，瘫软不温，甚则四肢逆冷，舌质暗淡，舌苔白腻，脉沉滑或沉缓。

【治法】温阳化痰，醒神开窍。

【选材】远志、菖蒲、葱白、猪肾等。

【食疗方选】

（1）人参粥（《食鉴本草》）：人参3克打粉，粳米100克洗净，放入锅内，加水适量，加入人参粉煮粥，把熬成汁的冰糖加入粥中拌匀。

（2）菖蒲羹（《圣济总录》）：菖蒲10克，猪肾1对（切碎），水煎去渣留汁，粳米150克，葱白10克，共煮稀糜粥，粥熟过筛，鼻饲。每日分3次食用。

3．脱证

【证候】突然神昏或昏愦，肢体瘫软，手脚肢冷汗多，重则周身湿冷，二便失禁，舌痿，舌质紫暗，苔白腻，脉沉缓、沉微。

【治法】益气回阳固脱。

【选材】人参、干姜、甘草、冰糖等。

【食疗方选】

（1）独参汤（《十药神书》）：大人参20~30克，去芦。用水300毫升，枣子5个，同煎至150毫升，灌服或随时鼻饲。

（2）人参粥（《食鉴本草》）：人参3克打粉，粳米100克洗净，放入锅内，加水适量，加入人参粉煮粥，把熬成汁的冰糖加入粥中拌匀。

4．脾肾两虚

【证候】中风后期半身不遂，腰膝酸软，四肢不温，纳差，便溏，舌淡苔白，脉沉迟。

【治法】健脾温肾。

【选材】羊肉、山药、核桃仁、银耳、粳米等。

【食疗方选】

（1）当归生姜羊肉汤（《伤寒杂病论》）：将羊肉洗净，切成小块备用。当归切成小片，生姜切片。砂锅加清水，放入羊肉、当归、生姜，大火煮沸后转小火炖1.5小时左右。加入黑枸杞、适量盐，再炖煮30分钟左右即可。

（2）清脑羹：将杜仲50克煎熬3次，收取药液4 000毫升待用。干银耳50克，用温水发透，择去杂质，揉碎，淘洗干净。冰糖250克，用水溶化后，置文火上煎至色微黄时过滤待用。取一洁净的锅，倒入杜仲汁，下入银耳，并视银耳涨发情况可以再加适量清水，置武火上烧沸后，移文火上久熬至银耳熟烂，需3~4小时，再冲入冰糖水熬稠即成。每日分3次食用。

5．肝肾亏虚

【证候】中风后期半身不遂，腰膝酸软，头昏眼花，视力减退，须发早白，舌红少苔，脉细。

【治法】补益肝肾，活血通络。

【选材】牛筋、何首乌、猪肝等。

【食疗方选】

（1）续断牛筋汤（验方）：牛筋50克、续断9克、杜仲9克、鸡血藤30克。将牛筋洗净切成长段放入砂锅，将续断、杜仲、鸡血藤用纱布包好置砂锅中，注入清水与牛筋共炖。筋熟后，去药渣，饮汤食筋。每日分3次食用。

（2）首乌肝片（《中国药膳学》）：猪肝250克，制何首乌10克，水发木耳75克，青菜50克，酱油25克，黄酒10克，味精1克，淀粉15克，葱5克，姜2克，醋、盐、蒜、清汤各适量。制何首乌浓煎1∶1的药液，将猪肝片加入制何首乌汁和食盐少许，用淀粉搅拌均匀，另把制何首乌汁、酱油、黄酒、食盐、醋、淀粉加水兑成汁。炒锅置武火上烧热，放油，烧至七八成热，放入拌好的猪肝片滑透，用漏勺沥去余油，锅内剩油约50克，下入蒜片、姜蓉略煸后下入肝片，同时将青菜、木耳下入锅内翻炒几下，倒入汁炒匀，淋入明油少许，下入葱丝，起锅即成。每日分3次食用。

6. 气虚血瘀

【证候】中风后期半身不遂，口舌喎斜，口角流涎，言语謇涩，气短乏力，舌质紫暗或有瘀斑，脉细弦或沉细。

【治法】益气活血，化瘀通络。

【选材】黄芪、三七、生姜、大枣、粳米、蛇肉等。

【食疗方选】

（1）大枣粳米粥（验方）：黄芪15克、生姜15克、桂枝10克、白芍10克，加水浓煎取汁，去渣。取粳米100克、大枣4枚加水煨粥，粥成后倒入药汁，调匀即可。每日1次。每日分3次食用。

（2）黄芪炖蛇肉（《饮食疗法》）：将蛇肉200克洗净，与黄芪60克、生姜5片共炖汤，加香油、盐调味即可。饮汤食肉，每日分3次食用。

（3）法制猪肚方（《养老奉亲书》）：猪肚1具，人参20克，干姜6克，胡椒10克（微炒者佳），糯米30克，葱白、精盐、生姜、绍酒等各适量。猪肚剖开，洗干净，入沸水锅内焯至表皮伸展，再捞出用清水冲洗，沥干水待用。胡椒、糯米小火微炒，至微黄后，与葱、干姜、精盐等纳入猪肚，缝合，勿令泄气。把猪肚放入砂锅内，纳入人参，加入生姜、绍酒、清汤，微火煮令烂熟。空腹食之。

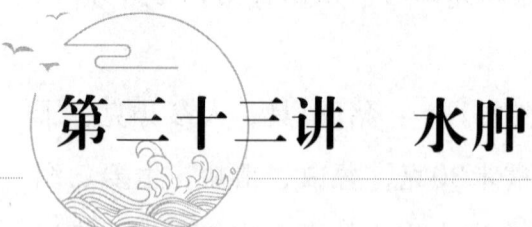

第三十三讲　水肿

水肿是指体内水液潴留，眼睑、头面、四肢、腹部甚至全身浮肿。为肾系疾病的主要证候之一。现代医学中肾小球肾炎、肾病综合征、内分泌失调、营养障碍等疾病可参照本节内容辨证食疗。

· 辨证食疗 ·

一、阳水

1. 风热袭表

【证候】眼睑浮肿，继而四肢水肿，全身皆肿，伴恶寒发热，肢节酸痛，小便短少等。风热者，咽喉红肿疼痛，口渴，舌质红，脉浮滑数。

【治法】疏风清热，宣肺行水。

【选材】茯苓、薏苡仁、冬瓜、赤小豆、桑叶、菊花、桔梗、金银花、蒲公英、薄荷等。

【食疗方选】

（1）桑叶桔梗汤：桑叶30克、桔梗15～30克、薄荷10克、薏苡仁60克、茯苓60克。将上述食材用清水洗净，先将桑叶、桔梗、薏苡仁、茯苓放入砂锅或不锈钢锅内，加水煎煮，在煎煮第2次至15分钟时将薄荷放入。每天服用3次。

（2）菊花桔梗粥：菊花15克、桔梗15克、桑叶15克、薏苡仁60克、赤小豆30克、冬瓜120克。先将菊花、桑叶、桔梗放入锅内煎煮2次，取汁约2 000毫升，再将薏苡仁、赤小豆放入锅内，加入煎煮后的药汁煎煮约1小时，放入冬瓜，再煎煮约15分钟，每天服用2次。

（3）英荷茶：蒲公英10克、薄荷5克，洗净泡水代茶饮。

2. 风寒袭表

【证候】眼睑浮肿，继而四肢水肿，全身皆肿，伴恶寒发热，肢节酸痛，小便短少等。恶寒无汗，头痛鼻塞，咳喘，舌苔薄白，脉浮滑或浮紧。

【治法】宣散风寒，宣肺行水。

【选材】茯苓、薏苡仁、冬瓜、赤小豆、生姜、荆芥、香薷、藿香等。

【食疗方选】

（1）生姜桔梗汤：生姜30克、荆芥15克、藿香10克、茯苓60克。先将生姜、茯苓放入锅内煎煮约15分钟，再将荆芥、藿香放入锅内煎煮约5分钟，取汁饮用，每天3次。

（2）二香粥：生姜15克、香薷10克、藿香10克、桔梗10克、薏苡仁60克、赤小豆30克。先将生姜、桔梗、薏苡仁、赤小豆放入锅内煎煮约30分钟，再将香薷、藿香放入锅内煎煮约5分钟，每天食用2次。

（3）花香茶：生姜10克、花椒3克、藿香5克，洗净泡水代茶饮。

二、阴水

1. 脾阳虚衰

【证候】身体水肿，腰以下肿甚，按之凹陷不易恢复，脘腹胀满，纳减，食少，便溏，面色无华，身倦肢冷，小便短少，舌质淡，苔白腻或白滑，脉沉缓或沉弱。

【治法】温阳健脾，化气利水。

【选材】干姜、生姜、刀豆、肉桂、大茴香、小茴香、羊肉、草果、茯苓、桂枝、益智仁、大枣、花生、黄豆等。

【食疗方选】

（1）姜苓汤：干姜15克，茯苓30～60克，肉桂5～10克，草果5～10克，小茴香15～30克，陈皮15克，羊肉适量，切块备用。将干姜、茯苓、肉桂、草果、小茴香、陈皮洗净放入锅内，加适量水，先用大火煎煮15分钟，然后放入羊肉煎煮至熟，食肉喝汤，病愈而止。

（2）花枣茶：花生30粒、大枣6枚、龙眼8个，泡水代茶饮，可经常食用。

2．肾阳衰微

【证候】颜面身体浮肿，腰以下肿甚，按之凹陷不起，心悸，呼吸急促，腰部冷痛酸重，尿量少，四肢逆冷，怯寒神疲，面色㿠白或灰滞，舌质淡胖，苔白，脉沉细或沉迟无力。

【治法】温肾助阳，化气行水。

【选材】桂枝、茯苓、车前子、肉桂、益智仁、干姜、高良姜、刀豆、大茴香、小茴香、丁香、五味子、枸杞子、桑椹、黑豆等。

【食疗方选】

（1）姜桂仁汤：干姜15克、益智仁15～30克、肉桂5～10克、茯苓30～60克、冬瓜皮30～60克、枸杞子15～30克、桑椹15克。上述食材放入锅内煎煮15分钟后，放入适量羊肉或牛肉，继续煎煮至肉熟，食肉喝汤，可隔天或经常食用至病愈。

（2）三香粥：小茴香15～30克、丁香5克、大茴香5克、肉桂5克、枸杞子15～30克。上述食材放入锅内煎煮2次，每次30分钟。取汁煮粥食用，可隔天或经常食用至病愈。

（3）二姜茶：干姜5克、高良姜15克、肉桂5克，泡水代茶饮。

第三十四讲　淋证

淋证是以小便频急，滴沥不尽，尿道涩痛，小腹拘急为主要临床表现的一类病症。现代医学的尿路感染、尿路结石、肾盂肾炎等疾病均可参照本节内容辨证食疗。

·辨证食疗·

一、热淋

【证候】小便频数、急促、短少、涩滞不畅，尿道灼热刺痛，尿色深黄或黄赤，小腹拘急胀痛，或伴有寒热、口苦、恶心，或腰痛拒按，或伴有大便秘结，苔黄腻，脉滑数。

【治法】清热解毒，利湿通淋。

【选材】冬瓜皮、车前草、玉米须、淡竹叶、莲子心、蒲公英、茯苓、薏苡仁、绿豆、田螺等。

【食疗方选】

（1）金苓莲瓜汤：金银花15克、茯苓（打碎）30~60克、莲藕500克、蒲公英30克、带皮冬瓜500克。先将茯苓和蒲公英放入锅内煎煮30分钟，将煎煮后的汁液滗出放入锅内，再放入莲藕煎煮15分钟后入冬瓜和金银花再煎煮15分钟，以喝汤为主。可经常食用至病愈。

（2）金英茶：金银花10克、蒲公英15克，泡水代茶饮。

二、石淋

【证候】尿中夹杂砂石，排便困难，或排尿时突然中断，尿道疼痛，少腹拘急，或腰腹绞痛难忍，痛引少腹，尿中带血，舌质红，苔薄黄。

【治法】清热利尿，通淋排石。

【选材】金钱草、鸡内金、车前子、车前草、蒲公英、槐花、茯苓、薏苡仁、赤小豆、杨桃等。

【食疗方选】

（1）通淋排石汤：车前子15～30克、小蓟16～30克、生甘草梢10克、鸡内金15～30克、藕节100克、冬瓜皮50克，将以上食物放入锅内煎煮30分钟以上，食用煎煮后的汁液。

（2）清热茶：金银花10克，槐花10克，泡水代茶饮。

三、气淋

【证候】排尿无力，小便涩滞不畅，余沥未尽，小腹坠胀，面白无华，舌质淡，脉虚细无力。

【治法】健脾益肾，通利小便。

【选材】党参、黄精、黄芪、橘皮、小茴香、枸杞子、桑椹、山药、车前草、薏苡仁等。

【食疗方选】

（1）黄枣党汤：黄精15～30克、陈皮15克、大枣6～8枚、党参15克、冬瓜皮50克。将以上各物放入锅内煎煮30分钟以上，食用煎煮后的汁液。

（2）参枣茶：党参10克、大枣5枚，泡水代茶饮。

四、血淋

【证候】小便热涩刺痛，尿色深红，或夹有血块，疼痛较重，舌苔黄，脉滑数。

【治法】清热通淋，凉血止血。

【选材】白茅根、小蓟、藕节、淡竹叶、栀子、蒲公英、蕹菜、芹菜、茄叶、黑豆叶等。

【食疗方选】

（1）小藕银花汤：小蓟18～30克、藕节50～100克、淡竹叶15克、金银花15克。四味放入锅内煎煮30分钟以上，代茶饮。

（2）白藕竹草粥：白茅根15～30克、藕节50～100克、淡竹叶15克、生甘草梢10克、蒲公英15～30克。将以上各物放入锅内煎煮30分钟以上，用煎煮后的汁液煮粥食用。

五、膏淋

1. 实证

【证候】小便浑浊，如米泔水，沉淀后有如絮状，上有浮油如脂，或夹有凝块，或混有血液，尿道热涩疼痛，舌红，苔黄腻，脉濡数。

【治法】清热利湿，分清泄浊。

【选材】车前子、茯苓、莲子心、小蓟、藕节、白茅根、菠菜、荠菜、葵菜等。

【食疗方选】

（1）小藕蒲车汤：小蓟15～30克、蒲公英15～30克、藕节50～100克、车前子15～30克。将以上各物放入锅内煎煮30分钟以上，食用煎煮后的汁液。

（2）小英花茶：小蓟15克、蒲公英15克、金银花10克，泡水代茶饮。

2．虚证

【证候】病久不已，反复发作，小便如脂，日渐消瘦，腰膝酸软，舌淡，苔腻，脉细弱无力。

【治法】补虚固涩。

【选材】党参、山药、芡实、牡蛎、黄芪、大枣等。

【食疗方选】

（1）实山参汤：芡实15～30克、山药50～100克、党参15克、茯苓50～100克。将以上各物放入锅内煎煮30分钟以上，食用煎煮后的汁液。

（2）二黄茶：黄精15克、黄芪15克，泡水代茶饮。

六、劳淋

【证候】小便不畅，淋沥不止，时作时止，遇劳即发，腰酸膝软，神疲乏力，舌质淡，脉细弱。

【治法】健脾益肾。

【选材】山药、茯苓、菟丝子、杜仲、乌梅、五味子、黄精、黄芪、党参、茯苓、薏苡仁、牡蛎粉、大枣、大豆、莲子、芡实等。

【食疗方选】

（1）黄山党健脾汤：黄精15～30克、山药50～100克、党参15克、枸杞子15～30克、藕节50～100克。将以上各物放入锅内煎煮30分钟以上，食用煎煮后的汁液。

（2）黄枸茶：黄精15克、枸杞子15～30克，泡水代茶饮。

第三十五讲　精癃

精癃是指精室肥大所引起的一种常见的老年男性泌尿生殖系统疾病，临床特点以尿频、夜尿次数增多、排尿困难为主，严重者可发生尿潴留或尿失禁，甚至出现肾功能受损。现代医学的良性前列腺增生可参照本节内容辨证食疗。

· 辨证食疗 ·

一、湿热下注

【证候】小便频数黄赤，尿道灼热或涩痛，排尿不畅，甚或点滴不通；小腹胀满，或大便干燥，口苦口黏，舌暗红，苔黄腻，脉滑数或弦数。

【治法】清热利湿，消癃通闭。

【选材】冬瓜、赤小豆、芹菜、苋菜、莴笋、绿豆芽、薏苡仁、茯苓等。

【食疗方选】

（1）车前子饮（《寿亲养老新书》）：车前子135克、青粱米108克。车前子用纱布包好，与青粱米一起水煎取汁。空腹饮用。

（2）苋菜粥：苋菜50克、大米100克、水1 000毫升。若苋菜不是新鲜的，需要清洗干净剥去表皮，切成小段；若是新鲜的，则只需要清洗干净备用。把大米清洗干净，加入适量水浸泡30分钟。将浸泡好的大米和洗净后的苋菜放入煮锅中，加入足够的水（建议水量为材料的8～10倍）。大火烧开后转小火煮30分钟，直到粥黏稠且米饭煮烂即可。熬煮期间须不停地搅拌，以免粘锅或糊底。每日饮用1次，早晚空腹各1次，每次1杯。吃的时候可以加一些蜂蜜或红枣、百合等食材以调味。

二、脾气虚弱

【证候】尿频，滴沥不畅，尿线细，甚或夜间遗尿或尿闭不通，神疲乏力，纳谷不香，面色无华，便溏脱肛，舌淡苔白，脉细无力。

【治法】补气健脾。

【选材】山药、扁豆、大枣、党参、白术、鸽、鹌鹑、泥鳅等。

【食疗方选】

（1）人参莲肉汤（《经验良方》）：将人参3克、莲子（去心）5枚放入小碗内，加水适量泡发，放入蒸锅内隔水蒸炖1小时，冰糖调味，喝汤吃莲子，剩余人参次日再加入莲子如法蒸炖、服用。人参可连续用3次，最后一并吃掉。

（2）煮泥鳅（《濒湖集简方》）：泥鳅250克，葱、食盐、植物油各适量，泥鳅与葱等调料水煮至熟。佐餐食用。

（3）人参猪肚（《良药佳馔》）：人参10克、甜杏仁10克、茯苓15克、红枣12克、陈皮1片、糯米100克、猪肚1具、花椒7粒、姜1块、独头蒜4个、葱1根，调料适量。人参洗净，置旺火上煨30分钟，切片留汤。把诸药与糯米、花椒、白胡椒同装纱布袋内，扎口，放入猪肚内，加适量奶油、料酒、盐、姜、葱、蒜，上屉用旺火蒸2小时，至猪肚烂熟时取出。饮汤吃猪肚、糯米饭。每周服1～2次。

三、气滞血瘀

【证候】小便不畅，尿线变细或点滴而下，或尿道涩痛，闭塞不通，或小腹胀满隐痛，偶有血尿，舌质暗或有瘀点、瘀斑，苔白或薄黄，脉弦或涩。

【治法】行气活血，通窍利尿。

【选材】山楂、桃仁、红花、莲藕、赤砂糖、醋等。

【食疗方选】

（1）薏苡瓜瓣汤（《张氏医通》）：薏苡仁30克、冬瓜子30克、桃仁10克、牡丹皮10克。诸味加水煎汤，每日分2次服用。

（2）山楂糯米粥（《济众新编》）：山楂30克、桂皮3克、糯米100克。山楂去核，与桂皮一起研粉，将粉末与糯米同煮粥。每日2次，空腹食用。

（3）桃仁粥（《太平圣惠方》）：桃仁（去皮尖）21枚、生地黄30克、桂心（研末）3克、粳米100克、生姜3克。地黄、桃仁、生姜三味加米酒180毫升共研，绞取汁备用，另以粳米煮粥，再下桃仁等汁，更煮令熟，调入桂心末。每日1剂，空腹热食。

四、肾阴亏虚

【证候】小便频数不爽，尿少热赤，或闭塞不通，头晕耳鸣，腰膝酸软，五心烦热，大便秘结，舌红少津，苔少或黄，脉细数。

【治法】滋补肾阴，通窍利尿。

【选材】黑豆、桑椹、枸杞子、生地黄、猪肾、鸭肉、牡蛎等。

【食疗方选】

（1）怀山药炖甲鱼汤（《名医别录》）：甲鱼1只、山药30克、黄芪15克、枸杞子15克。甲鱼去外膜、内脏后，与诸药加水炖煮至肉烂。食肉喝汤。

（2）鱼肚汤：鱼肚20克、冰糖适量、水适量。鱼肚先用温水泡软，去除杂质，洗净后备用。将适量水放入煮锅中，加入冰糖，用中小火慢慢加热，不断搅拌直至冰糖融化。加入泡软的鱼肚，改用猛火煮沸，再改用小火煮20分钟左右即可。食用时可根据个人口感喜好调整糖分。每日可食用1次，食用时建议多喝汤、吃少量鱼肚，可缓解口干舌燥、头晕目眩等症状。

（3）猪肾羹：猪肾1个、红枣10枚、当归4片（可根据个人口味增减）、黑木耳适量、姜片适量、料酒适量、盐适量。猪肾洗净后去掉筋膜，切成片或块，加入生姜片，用料酒浸泡20分钟去腥。红枣去核，黑木耳泡发洗净备用。将泡好的猪肾、红枣、黑木耳、当归片等食材放入煮锅中，加入适量水，猪肾完全淹没即可。大火煮开后改小火，煮炖1~2小时，至猪肾肉变软烂。最后根据口味加适量盐。猪肾羹最好在晚上食用，可作为晚餐或夜宵食用。每次食用量不要过大，一次200克左右即可。适量食用，不建议长期大量食用。

五、肾阳虚衰

【证候】小便频数，夜间尤甚，尿线变细，余沥不尽，尿程缩短，或点滴不爽，甚则尿闭不通，精神萎靡，面色无华，畏寒肢冷，舌质淡润，苔薄白，脉沉细。

【治法】温补肾阳，通窍利尿。

【选材】韭菜、核桃仁、冬虫夏草、羊肉、羊肾、麻雀、虾等。

【食疗方选】

（1）羊肉虫草汤（《普济本事方》）：羊肉500克，冬虫夏草15克，姜、蒜、盐各适量。诸味同煮至肉烂，吃肉喝汤。

（2）核桃仁炒韭菜（《方氏脉症正宗》）：核桃仁50克、韭菜

200克。核桃仁以香油炸黄，加切段的韭菜同炒，酌加食盐。也可以将核桃仁与鲜虾同炒。

（3）杜仲腰花（《本草纲目》）：猪肾1个、杜仲10克。猪肾去筋膜，切片，杜仲水煎成浓汁，猪肾片以常法烹炒，将熟时淋上杜仲汁；或杜仲干燥研粉，将猪肾片与杜仲粉、花椒、食盐等拌匀后烹炒。

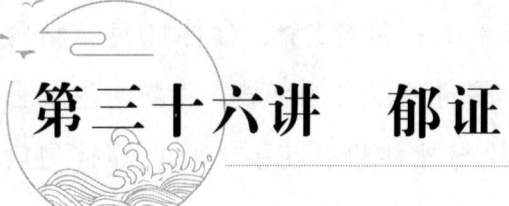

第三十六讲　郁证

　　郁证是指以心情抑郁、情绪不宁、胸部满闷、胁肋胀痛，或易怒易哭，或咽中如有异物梗塞等为主要临床表现的一类病症。常见于现代医学的神经衰弱、癔症及焦虑症等，也可见于围绝经期综合征及反应性精神病。

· 辨证食疗 ·

一、肝气郁结

　　【证候】精神抑郁，情绪不宁，善太息，胸部满闷，胁肋胀痛，痛无定所，脘闷嗳气，不思饮食，大便失常，或女子月经不调，舌苔薄腻，脉弦。

　　【治法】疏肝解郁，理气畅中。

　　【选材】玫瑰花、青皮、香附、佛手、香橼、陈皮、萝卜、莲藕、山楂、金橘、豆蔻、金针菜、合欢花、白梅花等。

　　【食疗方选】

　　（1）玫瑰花茶：玫瑰花9克（鲜品加倍）、红茶3克。上两味制粗末，用沸水冲泡10分钟，每日1剂，不拘时温饮。

　　（2）茴香汤（《饮膳正要》）：茴香200克（炒）、川楝子100

克、陈皮100克（去白）、甘草30克（炒）、盐适量。将以上几味共研为细末，拌匀，每日空腹用白米汤冲服两勺。

（3）佛手柑粥（《宦游日札》）：佛手柑15克、粳米100克、冰糖适量。将佛手柑洗净加水500毫升，煎煮2分钟，去渣取汁，再加入粳米及冰糖，文火熬粥。每日2次，5天为1个疗程。

二、气郁化火

【证候】性情急躁易怒，胸胁胀满，口苦而干，或头痛、目赤、耳鸣，或嘈杂吞酸，大便秘结，舌质红，苔黄，脉弦数。

【治法】疏肝解郁，清肝泻火。

【选材】芹菜、菊花、杏仁、苦瓜、苦菜、山楂、苹果、玫瑰花等。

【食疗方选】

（1）菊花龙井茶（《饮食疗法》）：菊花10克、龙井茶3克。一起放入茶盅内，沸水冲泡，闷10分钟后，代茶频饮。

（2）佛手菊花饮（《中华临床药膳食疗学》）：佛手10克、菊花10克。水煎，去渣取汁，加入白糖适量饮用。

（3）菊苗粥（《遵生八笺》）：将粳米30克淘洗干净，将甘菊新鲜嫩芽30克洗净切细，与粳米、冰糖适量同煮成粥，早晚服食。

三、痰气郁结

【证候】精神抑郁，胸部闷塞，胁肋胀满，咽中如有异物梗塞，吞之不下，咯之不出，苔白腻，脉弦滑。

【治法】行气开郁，化痰散结。

【选材】陈皮、绿萼梅、莱菔子、佛手、玫瑰花、薤白、橙子、萝卜等。

【食疗方选】

（1）橘红茶（《百病饮食自疗》）：橘红10克、茯苓15克、生姜5片。共煎，去渣取汁，代茶饮。

（2）佛手姜汤（《食疗食养与常见病》）：佛手10克、鲜姜6克。水煎去渣取汁，加入适量白糖温服。

（3）莱菔粥（《调疾饮食辩》）：莱菔子30克置砂锅中，加水适量，煎煮片刻，去渣取汁，入粳米50克煮粥，空腹食用。

四、心神失养

【证候】精神恍惚，心神不宁，多疑易惊，悲忧善哭，喜怒无常，或时时欠伸，或手舞足蹈，乱喊乱叫等，舌质淡，苔薄白，脉弦细。此证候多见于女性，常因精神刺激诱发，临床表现多种多样。

【治法】甘润缓急，养心安神。

【选材】莲子、酸枣仁、小麦、百合、龙眼、荔枝、香蕉、银耳等。

【食疗方选】

（1）百龙茶（《四季补品精选》）：将龙眼肉、百合各30克放入瓦锅中，注入500毫升水，煎至200毫升，再加入整只蒸熟去壳的鸡蛋和适量的冰糖，再煮10分钟左右即成，温、凉均可用，代茶饮。

（2）甘麦大枣汤（《金匮要略》）：炙甘草10克、小麦30克、大枣10枚。上述三味加水煎煮2次，去渣取液，合并药液即成。代茶饮。

（3）酸枣仁粥（《太平圣惠方》）：酸枣仁10克、熟地黄10克、粳米100克。将酸枣仁置炒锅内，用文火炒至外皮鼓起并呈微黄色，取出，放凉捣碎，与熟地黄共煎，过滤取汁待用；将粳米淘洗干净，加水适量，煮至粥稠后入药汁，再煮3～5分钟即可食用。温热服。

五、心脾两虚

【证候】多思善疑，心悸胆怯，失眠健忘，头晕神疲，面色不华，食欲不振，舌质淡，苔薄白，脉细弱。

【治法】健脾养心，补益气血。

【选材】龙眼肉、百合、莲藕、鸡肉、莲子、酸枣仁、大枣、草菇、葡萄等。

【食疗方选】

（1）人参大枣茶（《十药神书》）：人参3～5克切成薄片、大枣10枚去核，共置保温杯中，以沸水冲泡，加盖闷15分钟，代茶频饮，每日1剂。

（2）芪归鸡汤（《疾病的食疗与验方》）：母鸡1只，宰杀后去毛、内脏，洗净，将黄芪60克、当归30克、党参20克、白芍15克纳入鸡腹，用线缝好，入锅中，加水、黄酒、葱、姜、盐，煮烂，吃肉喝汤。

（3）龙眼莲子粥（《滋补保健药膳食谱》）：莲子15克去皮、心，与红枣20枚、糯米50克一同煮至粥成，加入龙眼肉15克，稍煮片刻，加白糖适量搅匀服用。

六、心肾阴虚

【证候】情绪不宁，心悸，眩晕，健忘，失眠，多梦，心烦易怒，口燥咽干，或遗精腰酸，妇女则月经不调，舌红少津，脉细数。

【治法】滋养心肾。

【选材】桑椹、枸杞子、莲子、决明子、芝麻、紫菜、香菇等。

【食疗方选】

（1）杞子五味茶（《摄生众妙方》）：枸杞子20克、五味子9

克置保温瓶中，以沸水适量冲泡，加盖闷15分钟，代茶频饮，每日1剂。

（2）二冬甲鱼汤（《疾病的食疗与验方》）：甲鱼1只，去头、内脏、爪、尾，洗净入锅，加水适量，煮沸后改用文火煮20分钟，取出，切除上壳和腹甲，切成小块，与天冬15克、麦冬15克、枸杞子5克、百合10克共置锅中，加清汤适量、火腿50克，以及绍酒、葱、姜，炖煮至甲鱼烂熟，喝汤食肉。

（3）何首乌粥（《太平圣惠方》）：将制何首乌30克洗净，放入砂锅内，煎取浓汁，去渣，在药汁中加入粳米50克、大枣5枚，同煮为粥，粥熟后加入少许冰糖适量即可。作早晚餐，温热服食。

第三十七讲　汗证

汗证是指汗液外泄失常的病症。时时汗出，动辄益甚者，称为自汗；寐中汗出，醒来自止者，称为盗汗。常见于现代医学中的慢性消耗性疾病，功能性汗出异常，或手术，大出血，产后等。

·辨证食疗·

一、肺卫不固

【证候】汗出恶风，稍劳尤甚，或半身、某一局部出汗，易感冒，体倦乏力，周身酸楚，面色苍白少华，苔薄白，脉细弱。

【治法】益气固表。

【选材】浮小麦、人参、粳米、黄芪、生姜、大枣、鸡等。

【食疗方选】

（1）浮小麦茶（《卫生宝鉴》）：浮小麦50克烘炒至黄，加水煎煮，代茶饮。每日2次。

（2）人参粥（《食鉴本草》）：人参3克打粉，粳米100克洗净，放入锅内，加水适量，加入人参粉煮粥，把熬成汁的冰糖加入粥中拌匀。

（3）黄芪炖鸡（《中国食疗大全》）：将鸡剖成两半，鸡肚朝上，加冬笋30克，黄芪20克，黄酒、葱、姜，武火煮沸，文火炖煮2小时。

二、营卫不和

【证候】汗出恶风，周身酸楚，时寒时热，或半身、某局部出汗，脉缓，苔薄白。

【治法】调和营卫。

【选材】生姜、大枣、党参、糯米、冰糖、白芍、桂枝等。

【食疗方选】

（1）姜茶（《医说》）：生姜10克切薄片，与茶叶10克加水煎煮，代茶饮。

（2）大枣粥（《圣济总录》）：大枣10~15个、粳米100克洗净，放入锅内，加水适量，武火烧沸，再用文火煮米烂成粥，加冰糖汁。

（3）参枣糯米饭（《醒园录》）：党参、大枣水煎30分钟，取汁，糯米250克加入参枣汁及水适量，蒸熟，将剩余汤汁加白糖煎成黏汁，浇在上面，并放上红枣。

三、心血不足

【证候】自汗或盗汗，心悸少寐，神疲气短，面色不华，舌质淡，脉细。

【治法】养心补血。

【选材】龙眼肉、大枣、阿胶、糯米、黄芪、党参、猪心、五味子等。

【食疗方选】

（1）桂圆大枣茶（《本草纲目》）：龙眼肉、大枣各5颗，加入少许红糖，泡水喝。每日2次。

（2）糯米阿胶粥（《食医心鉴》）：阿胶30克捣碎，放入锅内烊化。糯米洗净，放入锅内，加水适量，武火煮沸，文火煮至八成熟时加入阿胶、红糖，继续熬煮成粥。

（3）党芪五味炖猪心（《随息居饮食谱》）：党参12克、黄芪12克、五味子9克、猪心1个、水适量，隔水炖1小时，吃肉饮汤，每1～2天食1次。

四、阴虚火旺

【证候】夜寐盗汗，或有自汗，五心烦热，或兼午后潮热，两颧色红，口渴，舌红少苔，脉细数。

【治法】滋阴降火。

【选材】乌梅、茶叶、百合、鸡蛋、麦冬、粳米、冰糖、大枣、五味子、当归等。

【食疗方选】

（1）乌梅茶（《家用良方》）：乌梅1个去核，茶叶适量，加水煎煮饮。每天1次。

（2）百合鸡蛋汤（《本草再新》）：百合100克，加水3碗煎煮至2碗，鸡蛋去蛋白，倒入百合中搅匀，加冰糖稍煮。每日1次。

（3）麦冬粥（《南阳活人书》）：麦冬10克用温水浸泡片刻，大枣2枚，冰糖适量，大米50克。上述食材同入锅内加水如常法煮粥，至麦冬烂熟粥稠即可。每日2次，作早晚餐食用，15天为1个疗程。

五、邪热郁蒸

【证候】蒸蒸汗出，汗黏，汗液易使衣服黄染，面赤烘热，烦躁，口苦，小便色黄，舌苔薄黄，脉弦数。

【治法】清肝泄热，化湿和营。

【选材】车前子、茯苓、薏苡仁、赤小豆、白茅根等。

【食疗方选】

（1）车前子茶（《常见病验方选编》）：车前子10克、茯苓10克、薏苡仁10克。一同研末装入纱布袋内，用沸水冲泡饮或加水煎煮饮。每日2次。

（2）赤小豆粥（《日用本草》）：赤小豆浸泡半日，与粳米放入锅内，煮粥。早晚服用。

（3）荠菜豆腐羹（《日用本草》）：荠菜100克切末，胡萝卜25克、冬菇25克、竹笋25克切丁，放锅中炒熟，加水放入嫩豆腐250克，用湿淀粉勾稀芡，淋麻油。当菜食用。

第三十八讲　腰痛

腰痛是指以腰部一侧或两侧疼痛为主要症状的一类病症。现代医学中的风湿性腰痛、腰肌劳损、脊柱病变之腰痛等可参照本节内容辨证食疗。

· 辨证食疗 ·

一、寒湿腰痛

【证候】腰部冷痛沉重，活动不便，遇阴雨天或受寒后疼痛加剧，痛处喜温恶寒，得热则减，苔白腻而润，脉沉紧或沉迟。

【治法】散寒除湿，温经通络。

【选材】干姜、丁香、橘红、茯苓、肉桂、杜仲、八角、小茴香、大茴香、花椒、草果、羊肉等。

【食疗方选】

（1）白香汤：白芷15～30克、小茴香15～30克、干姜15克、肉桂5～10克。将以上各味放入锅内煎煮30分钟以上，食用煎煮后的汁液。

（2）陈香肉粥：陈皮15克、花椒15克、丁香10克、益智仁15～30克、羊肉150克。将羊肉以外的各味放入锅内煎煮30分钟以上，用煎煮后的汁液煮羊肉粥食用。

（3）桂枸茶：肉桂5~10克、枸杞子15~30克，泡水代茶饮。

二、湿热腰痛

【证候】腰髓疼痛，牵掣拘急，痛处伴有热感，腰部遇热后疼痛加重，口渴不欲饮，尿色黄赤，舌红苔黄腻，脉濡数或弦数。

【治法】清热利湿，舒筋活络。

【选材】茯苓、木瓜、栀子、薏苡仁、赤小豆、金银花、蒲公英等。

【食疗方选】

（1）薏豆苓汤：薏苡仁50~100克、赤小豆30~60克、茯苓50~100克。将以上各味放入锅内煎煮30分钟以上，食用煎煮后的汁液。

（2）苓瓜粥：茯苓10~30克、木瓜50~100克、蒲公英15~30克，大米适量。先将茯苓和蒲公英放入锅内煎煮30分钟以上，再用煎煮后的汁液煮大米粥，在大米粥煮熟前10分钟放入木瓜，食粥。

（3）英花茶：金银花10克、蒲公英10克、木瓜10克，泡水代茶饮。

三、瘀血腰痛

【证候】痛处固定，痛如锥刺，夜晚加重，甚则不能转侧，痛处拒按，舌质隐青或有瘀斑、瘀点，脉弦涩或细数。

【治法】活血化瘀，理气止痛。

【选材】当归、三七、桃仁、黑木耳、山楂等。

【食疗方选】

（1）归龙肉汤：当归15克、地龙15克、桃仁15~30克、羊肉100

克。将羊肉以外的各味放入锅内煎煮30分钟以上，用煎煮后的汁液煮
羊肉食用。

（2）姜楂茶：生姜15克、山楂10克，泡水代茶饮。

四、肾虚腰痛

【证候】腰部酸软疼痛，痛处喜按，腿膝无力，遇劳则甚。偏阳
虚者，伴见面色㿠白，手足不温，舌淡脉沉细。

【治法】温补肾阳。

【选材】山茱萸、肉桂、山药、杜仲、猪肾、龟甲胶、鹿角胶、
郁金、羊肉、牛尾、淡菜、小茴香等。

【食疗方选】

（1）姜山羊肉汤：干姜10克、山药50～100克、肉桂10克、小茴
香15～30克、羊肉100克。将羊肉以外的各味放入锅内煎煮30分钟以
上，用煎煮后的汁液煮羊肉食用。

（2）桂山杞粥：肉桂10克、山茱萸15～30克、枸杞子15～30
克、刀豆50克。将以上各味放入锅内煎煮30分钟以上，用煎煮后的汁
液煮粥食用。

（3）姜杞茶：干姜10克、枸杞子15～30克，泡水代茶饮。

第三十九讲　痹病

痹病是指因风寒湿或风湿热之邪侵袭人体肌表、经络，使气血凝滞、闭阻不畅，导致肢体、关节疼痛，重着，酸楚麻木，屈伸不利，或关节肿大甚至僵直畸形，肌肉萎缩为主要表现的一类气血凝滞、闭阻不畅的病症。现代医学中的风湿性关节炎、类风湿关节炎、骨关节炎、痛风、强直性脊柱炎、坐骨神经痛、腰肌劳损等疾病可参照本节内容辨证食疗。

· 辨证食疗 ·

一、风寒湿痹

1．行痹

【证候】肢体关节、肌肉疼痛酸楚，屈伸不利，痛处游走，或恶风发热，舌苔薄白，脉浮或浮缓。

【治法】祛风散寒，通络除湿。

【选材】威灵仙、羌活、独活、川芎、鳝鱼、酒等。

【食疗方选】

（1）威灵仙酒（《中药大辞典》）：威灵仙500克、白酒1 500毫升。威灵仙切碎，加入白酒，入锅内隔水炖半小时，过滤后备用。

每次饮10～20毫升，每日3～4次。

（2）鳝鱼汤（《中国饮食保健学》）：鳝鱼1条，加酒炖食。

（3）祛风湿药酒：乌梢蛇100克，杜仲、牛膝、川芎、当归、僵蚕、威灵仙、生黄芪、五加皮各20克，钟乳石、生薏苡仁、生地黄各30克，桂枝10克。钟乳石研碎，棉布包上药共入黄酒1500毫升浸泡，密封2周后即成。每次20毫升温服，每日2次。

2. 痛痹

【证候】肢体关节疼痛，痛势较剧，部位固定，遇寒则甚，得热则缓，屈伸不利，形寒怕冷，舌质淡，苔薄白，脉弦紧。

【治法】散寒通络，祛风除湿。

【选材】羌活、独活、桂枝、肉桂、胡椒根等。

【食疗方选】

双桂粥（《粥谱》）：肉桂2～3克、桂枝10克、粳米50～100克。将肉桂、桂枝共煎2次，每次20分钟，合并煎液，去渣。用淘洗净的粳米，加适量水煮粥，待粥煮沸时，放入二桂煎汁和红糖，同煮成粥。每日早晚温热服。3～5日为1个疗程。

3. 着痹

【证候】肢体关节、肌肉酸楚、重着、疼痛，肿胀散漫，关节活动不利，肌肤麻木不仁，舌质淡，苔白腻，脉濡缓。

【治法】祛风除湿，通络散寒。

【选材】木瓜、薏苡仁、茯苓、五加皮、赤小豆、干姜、青鱼等。

【食疗方选】

（1）伤科药酒（《伤科补要》）：三七、红花、生地黄、川芎、当归身、乌药、积雪草、乳香、五加皮、防风、川牛膝、干姜、牡丹皮、肉桂、延胡索、姜黄、海桐皮各15克，白酒2500毫升。将上药适当粉碎，盛绢袋，浸于酒中，容器封固，然后隔水加热，煮1.5小时，取出放凉，再浸泡数日。适量饮，每日2次。

（2）木瓜生鱼饮：薏苡仁、木瓜各50克，生鱼500克，盐适量。将木瓜洗净，生鱼除去内脏洗净，薏苡仁洗净，放入锅内，加水适量，放入盐。将锅置武火上烧开，文火炖熬1.5小时，停火，稍冷，过滤。吃鱼喝汤。

二、风湿热痹

【证候】关节疼痛，活动不便，局部灼热红肿，痛不可触，得冷则舒，皮下结节或红斑，或发热恶风、汗出、口渴烦躁，舌质红，苔黄或黄腻，脉滑数或浮数。

【治法】清热通络，祛风除湿。

【选材】桑枝、薏苡仁、黄鳝、五加皮、木瓜、老丝瓜等。

【食疗方选】

（1）秦艽桑枝煲老鸭（《中华养生药膳大全》）：秦艽30克、老桑枝50克、净老鸭1 000克。将老鸭洗净切块，与上各味一同入煲，加水适量，煲烂后，调味，吃鸭肉饮汤。

（2）桑枝酒（《中医药膳学》）：桑枝、黑豆（炒香）、五加皮、木瓜、十大功劳、金银花、薏苡仁、黄柏、蚕沙、松仁各10克，白酒1 000毫升。将前十味捣碎，入布袋，置容器中，加入白酒，密封浸泡15天后，过滤去渣，即成。内服，每次20毫升，每日2次。

三、痰瘀痹阻

【证候】痹病日久，关节刺痛，固定不移，按之较硬，或僵硬变形，形体顽麻，屈伸不利，或硬结、瘀斑，面色暗黧，舌质紫暗或有瘀斑，舌苔白腻，脉弦涩。

【治法】化痰祛瘀，蠲痹通络。

【选材】海带、桃仁、红花、陈皮、海藻、山楂等。

【食疗方选】

（1）山楂海带丝（《中华养生药膳大全》）：水发海带300克，鲜山楂100克，白砂糖30克，葱、生姜、料酒各适量。将海带洗净，放锅中，加葱、姜、料酒、清水，先用旺火烧开，再用小火炖烂，捞出，切成细丝；山楂去核，也切成丝。将海带丝加白糖拌匀，装入盘内，撒上山楂丝，再撒上一层白糖。佐餐食用，每日1剂。

（2）海带绿豆汤（《药膳保健》）：海带20克、绿豆15克、甜杏仁9克、玫瑰花6克、红糖适量。前四味用水洗净，其中玫瑰花用纱布包扎，一同入锅内，加适量水，煮熟，然后去玫瑰花，加红糖调拌即可。随意食用，其汁可作为饮料常饮。

四、肝肾亏虚

【证候】痹病日久，关节屈伸不利，肌肉瘦削，腰膝酸软，或畏寒肢冷，阳痿、遗精，或骨蒸劳热，心烦口干，舌质淡红，舌苔薄白或少津，脉沉细弱或细数。

【治法】补益肝肾，舒筋止痛。

【选材】葡萄、黄精、枸杞子、牛膝、海参、山药等。

【食疗方选】

（1）延寿酒（《中藏经》）：黄精、天冬各30克，松叶15克、枸杞子20克，苍术12克，白酒1 000克。将黄精、天冬、苍术切成约0.8厘米厚的小块，松叶切成节，同枸杞子一起装入盛酒容器内，注入白酒，摇匀，静置浸泡10～12天即可。口服，每次20～30毫升，每日1次。

（2）龟甲煲猪脊（《中藏经》）：龟甲、巴戟天各15克，牛膝

10克，核桃仁、海参各20克，猪脊髓1条，盐3克，料酒3毫升，葱、姜各10克，味精2克，胡椒粉适量。海参用水浸发好，洗净，切丝；姜、葱洗净，姜切片，葱切段；猪脊髓洗净，除去血筋，用开水汆过；龟甲、牛膝、巴戟天、核桃仁洗净，与猪脊髓、料酒、姜、葱一齐放入锅内，加水适量，先用武火煮沸后，改用文火煲1小时，下海参再煲1小时，调入盐、料酒、胡椒粉、味精即成。佐餐食用，3天1次。

（3）红颜酒（《万病回春》）：核桃仁120克（泡，去皮），小红枣120克，白蜜120克，酥油60克，杏仁30克（泡，去皮、尖），煮四五沸，晒干。上药用自造好酒一坛，先以蜜、油溶开入酒，将余药入酒内浸3～5日。每天早、晚服20～30毫升。

第四十讲 肿瘤

肿瘤是一种慢性消耗疾病，极易破坏消化道功能。世界卫生组织（WHO）明确指出，约有30%肿瘤疾病可归因于不良饮食和营养。如何通过饮食调理，预防和辅助治疗肿瘤，具有重大的研究意义。中医养生学一贯重视食养食疗，并素有"药食同源""寓医于食"的观点，在中医辨证论治思想指导下，中医食疗通过整体性和系统性地改变患者的不良饮食和营养，从而改变肿瘤生长的内外环境，修复被肿瘤破坏的脏器结构功能，补充肿瘤所消耗的能量，改善消瘦、贫血、乏力等恶病质症状，防止肿瘤的传变。本文通过分析中医传统抗肿瘤药物，结合现代生化研究，从"辨证施治""性味功效""归经与病位""病理生理"等多个角度和原则进行筛选研究，阐述肿瘤食疗辅助的基本思路和方法，并给出相应的肿瘤食疗辅助方。

·肿瘤食疗辅助的基本思路·

一、传统抗肿瘤中药

目前临床应用的抗肿瘤化学合成药物虽然抗癌作用确切，疗效显著，但往往有明显的损伤和毒副作用，不良反应大，长期应用易产生耐药性。中药抗肿瘤历史悠久，从《神农本草经》开始，历代本草专著浩如烟海，记载和论述了众多治疗瘤腹积聚、恶疮毒瘤的中药和方剂，对肿瘤的治疗，显示了中药的多成分、多环节、多靶点效应，中药抗肿瘤的研究水平也有了显著提高并展示出了前所未有的广阔前景。我国学者已对药用植物中28个科（属），3 000多种中草药进行抗癌筛选，发现含有抗癌作用的中草药有200种左右，将这些抗肿瘤中药按照传统中医肿瘤治疗方法可归纳为扶正培本类、清热解毒类、活血化瘀类、软坚散结类、化痰利湿类五大类。

1. 扶正培本类

肿瘤属慢性消耗性疾病，多为虚证。如《医宗必读·积聚篇》云："积之成者，正气不足，而后邪气踞之。"说明正气虚弱是形成瘤疲积聚的内在根据，扶正培本法是传统中医药学的精华，是中医防治肿瘤中的主要特色。扶正培本治疗可以纠正患者机体内部的阴阳失衡状态改善水电解质紊乱、营养不足、贫血、炎症、精神恐惧等状况，从而提高患者机体的耐受力和抗肿瘤的能力，可以减轻或纠正放、化疗的毒副作用并能增强疗效。常用的扶正培本类抗肿瘤药物有：天冬、麦冬、杏仁、天花粉、石斛、玉竹、女贞子、黄精、绞股蓝、灵芝、南沙参、太子参、党参、黄芪、白术、茯苓、甘草、五味子、山药、当归、熟地黄、生地黄、何首乌、桑寄生、续断、菟丝子、枸杞子等。

2. 清热解毒类

热毒是恶性肿瘤的主要致病因素之一。郁火及邪热郁结日久而成热毒，热毒内蕴机体脏腑、经络，郁久不散，导致营卫不和，经络阻塞，气血瘀滞等情况。清热解毒药能控制和清除肿瘤周围的炎症和感染，所以能减轻症状，在恶性肿瘤某一阶段起到一定程度的控制发展的作用。同时清热解毒药又具有较强的抗肿瘤活性，所以清热解毒法是恶性肿瘤治疗中较常用的治疗法则之一。常用的清热解毒类抗肿瘤药物有：马齿苋、鱼腥草、夏枯草、野菊花、土茯苓、金银花、蒲公英、白花蛇舌草、七叶一枝花、山豆根、虎杖、紫花地丁、紫草、败酱草、半枝莲、半边莲、大青叶、板蓝根、重楼、穿心莲、独角莲、连翘、凤尾草、龙葵、红藤、白头翁、马勃、牛黄、大黄、黄芩、黄柏、胡黄连、苦参、栀子、龙胆草、山慈菇、天花粉、石上柏、黄药子、鸦胆子等。

3．活血化瘀类

传统中医学认为气血瘀滞是肿瘤发病的基本病因，凡是癌瘤，必正气虚弱、阴阳失调、气血功能障碍，导致气滞血瘀、湿聚痰凝、火毒内盛等相互胶结的病理变化。活血化瘀不仅可以使瘀阻的络脉再通，疼痛缓解，亦可以通过化瘀消除癌瘤产生的病理因素，达到抑癌缩瘤、控制肿瘤发展的目的，从而解除癌痛发生的病理生理机制。临床常用的活血化瘀类抗肿瘤药物有：鸡血藤、桃仁、川芎、红花、全蝎、水蛭、虻虫、土鳖虫、水红花子、凌霄花、郁金、丹参、三棱、莪术、平地木、王不留行、急性子、皂角刺、川楝子、乌药、当归、乳香、没药、石见穿、大黄、降香、五灵脂、喜树、紫杉等。

4．软坚散结类

"结者散之""客者除之"，所以对于肿瘤多用软坚散结法治疗。根据中医理论及经验，一般认为味咸的中药能够软化坚块，散结则常通过治疗产生聚结的病因而达到散结的目的。临床中常用的软坚散结类抗肿瘤药物有：海藻、昆布、海蛤壳、夏枯草、龟甲、鳖甲、牡蛎、斑蝥、壁虎、全蝎、蜈蚣、蟾酥、白花蛇、海浮石、地龙、瓦楞子、半夏、胆南星、瓜蒌、鸦胆子、银朱、蓖麻子、商陆、露蜂房、山慈菇、红娘子、守宫、蛇莓、河豚油、土甲鱼虫、水蛭、蛞蝓、雄黄、砒霜、硇砂、轻粉、泽漆、藤黄、常山、狼毒、乌头、巴豆、毛茛、马钱子、雪上一枝蒿、芫花、生附子等。

5．化痰利湿类

痰湿是由于体内水湿不化，津液不布，郁滞不通，凝滞而成的。

《灵枢·水胀篇》"癖而内著,恶气乃起,患肉乃生。"这里就是指"湿毒""湿聚"的秽恶之气蕴结于机体,影响气血的运动,停聚在不同部位,病情演变到一定程度都可形成积聚肿块。故前人认为痰与肿瘤的发生有内在联系。化痰利湿不仅可以减轻症状,而且可使某些肿瘤得以控制。临床常用的化痰利湿类抗肿瘤药物有:杏仁、生薏苡仁、茯苓、藿香、佩兰、象贝母、瓜蒌、皂角刺、半夏、山慈菇、葶苈子、青礞石、海浮石、前胡、马兜铃、苍术、厚朴、独活、秦艽、威灵仙、徐长卿、萆薢、海风藤、络石藤、猪苓、泽泻、车前子、防己、五倍子、野葡萄根、瞿麦等。

二、抗肿瘤中药的现代研究

随着对肿瘤病因、病机、防治研究的不断深入,肿瘤治疗的方法日益增多,除了传统的手术、放疗与化疗外,中药抗肿瘤多成分、多环节、多靶点、副作用小、价格低廉、资源丰富等独特优势逐渐被中外学者聚焦关注,应用中药及其有效成分进行综合调节治疗肿瘤也是近年研究的热点课题。研究发现许多糖类、生物碱类、黄酮类、酯类、酸类、醌类化合物都具有抗肿瘤活性。例如多糖广泛分布于动物、植物及微生物的细胞壁中,具有广泛的生物学功能,在免疫调节、抗肿瘤、抗血栓、抗炎、抗溃疡、抗病毒、抗辐射、降低胆固醇、降血糖、降血压,以及保肝等多方面具有良好的药理活性,其中免疫调节和抗肿瘤活性最引人注目。生物碱大多存在于植物中,故又称为植物碱,是一类含氮的有机碱性化合物,其抗肿瘤成分主要对卵巢癌、淋巴癌和消化系统癌如肝癌、结肠癌等有较显著的疗效。皂苷类成分具有良好的抗肿瘤作用,而且其抗肿瘤作用的靶点和途径比较广泛。除了有直接杀伤和抑制肿瘤细胞的作用外,皂苷在增强机体免疫功能、阻遏癌症的启动、延缓癌症的演进、抑制癌细胞的转移、诱导癌细胞的再分化、抑制肿瘤血管生成、提高传统临床抗癌药的治疗效果等多个方面也具有良好的活性。

　　从使用时机看，肿瘤术前食疗应以配合手术顺利进行为主。一般可以扶助元气，补益气血的食品为主。术后恢复期，则应以补益气血、调整脾胃功能为主。除莲心、红枣外，白糖糯米粥也是调补而又廉价的食品，还可以治疗多汗、夜寐不安等术后常见症状。除补益外，还要增加一些通气、帮助消化的食品，以利术后消化功能的恢复。手术治疗后食疗的目的是增加身体的抗癌能力，辅助其他治疗以避免今后可能出现的复发或者转移。可以使用补益和可能具有抗癌作用的食物。在放射治疗过程，食疗应以开胃、增加食欲为主，饮食宜清淡、滋味鲜美、营养丰富。在放射治疗后期，常出现津液亏虚的情况，饮食中要增加养阴生津的食品。放射治疗结束以后，常出现各种放射反应，食疗应尽可能设法减轻反应，远期也应以辅助其他治疗，避免复发转移为目的。在化学药物治疗中，最常见的副作用是白细胞减少和消化功能的紊乱，表现为恶心、呕吐、食欲大减等。白细胞减少时，食疗要以补益气血为主，但需注意消化问题。胃纳减退，可用开胃、帮助消化的食品。恶心呕吐时，可酌用生姜等止呕药物。化疗后告一段落，除注意补益的食品外，还要注意提高体质，防止远处转移或复发。

　　从发病部位看，结合中医的归经和对症治疗，如肺癌，用马蹄梨藕汁，胃癌用海带瘦肉粥、虫草蘑菇水鸭汤，肝癌水肿用鲤鱼冬瓜汤，肠癌用马齿苋粥、海带豆腐汤、青稞粥，鼻咽癌用海螺青榄汤。从剂型选择看，多选用汤品、粥品、蒸品。

三、肿瘤食疗辅助的基本方法

　　在对上述传统抗肿瘤中药分析归纳的基础上，笔者通过汇总整理中医古籍中的经典食疗方，从"辨证施治""性味功效""归经与病位""病理生理"等多个角度和原则进行综合筛选。中医学认为，"正虚、痰凝、瘀滞、毒聚"是肿瘤形成的主要病理因素与证型。现以四大证型分别论述肿瘤食疗的症状、食材以及常用食疗方。

（一）正虚

《诸病源候论》云："积聚者由阴阳不和，脏腑虚弱，受之风邪，搏于脏腑之气所为也。"可见正虚是肿瘤发生发展的内因，正虚可分为气虚、血虚、阴虚、阳虚。

1. 气虚

气虚可见形体消瘦，少气懒言，语声低怯，常自汗出，动则尤甚，体倦健忘，舌淡苔白，脉虚弱等。肿瘤久病体虚，或年老体弱，或营养不良者常表现出气虚。肿瘤食疗常用食材、药材有龙眼肉、鸡肉、牛肉、甘薯、人参、党参、西洋参、黄芪、白术、山药、大枣、蜂蜜等。常用肿瘤食疗方有珠玉二宝粥（《医学衷中参西录》）、补虚正气粥（《圣济总录》）、山药清汤（《圣济总录》）、薏苡仁莲子粥（《粥谱》）、薏苡八宝粥（《本草纲目别录》）、百合薏苡莲子羹（《本草纲目拾遗》）、元代河西肺（《饮膳正要》）等。现代食疗方有"五指毛桃煲老鸡""山药汁"等。

2. 血虚

血虚可见面色苍白，唇舌、爪甲色淡无华，眩晕，心悸，失眠，脉虚细等。肿瘤病久生化乏源，或肿瘤引发出血，或肿瘤手术失血、化疗后骨髓抑制者常表现出血虚。肿瘤食疗常用食材、药材有鱼鳔、猪血、阿胶、何首乌、当归、马奶、羊奶、鸡子、牛肝、熟地黄、白芍、龙眼肉、章鱼等。常用肿瘤食疗方有当归生姜羊肉汤（《金匮要略》）、番茄花生粥（《本草新编》）、鹅血汤（《唐本草》）、知母当归炖蛋《饮膳正要》、滋阴花椒汤（《本草新编》）等。现代食疗方有"鱼肚水鸭汤""大枣枸杞山药甲鱼汤"等。

3．阴虚

阴虚可见低热，手足心热，午后潮热，盗汗，口燥咽干，心烦失眠，头晕耳鸣，舌红少苔，脉细数无力等。肿瘤久病耗伤阴津，或放疗后灼伤阴液，或热疗伤阴者常表现出阴虚。肿瘤食疗常用食材、药材有雪梨、龟、甲鱼、白茅根、银耳、牛奶、芦笋、豆腐、甘蔗、沙参、百合、麦冬、天冬、石斛、玉竹、黄精、枸杞子、桑椹等。常用肿瘤食疗方有五汁安中饮（《新增汤头歌诀》）、龟肉羹（《本草纲目》）、西瓜皮炖排骨（《老老恒言》）、真君粥（《肘后备急方》）、猪肺海带汤（《圣济总录》）、知母粉（《千金方》）、虫草全鸭（《本草纲目拾遗》）、藤梨根蛋（《饮膳正要》）等。现代食疗方有"黄精瘦肉汤""石斛水鸭汤"等。

4．阳虚

阳虚可见面色白，手足不温，怕冷，易出汗，大便稀，小便清长，口唇色淡，口淡无味，食欲不振，舌质淡，苔白而润，脉虚弱等。肿瘤耗伤阳气，或素体阳虚，或年老肾阳虚衰，或冷疗后阳气损耗者常表现出阳虚。肿瘤食疗常用食材、药材有葱、辣椒、丁香、淫羊藿、杜仲、海参、肉苁蓉、韭菜子、冬虫夏草等。常用肿瘤食疗方有龙井明虾（《本草纲目》）、大蒜生姜饮（《圣济总录》）、皂角猪心肺汤（《唐本草》）、椒面粥（《普济方》）、附子粥（《太平圣惠方》）、巴戟炖猪大肠（《本草经》）等。现代食疗方有"巴戟杜仲猪腰汤""虫草水鸭汤""海参羊肚菌汤""肉苁蓉粥"等。

（二）痰凝

痰凝可见咳吐痰涎，恶心呕吐，胸闷发堵，胁肋胀痛，饮食不顺，心悸眩晕，舌苔厚，脉滑等。肿瘤病久，或素有痰湿者常表现出痰凝。肿瘤食疗常用食材、药材有芦笋、丝瓜、海带、川贝母、海藻、竹茹、半夏、前胡、海蛤等，常用肿瘤食疗方有文蛤饼（《食疗本草学》）、海带薏苡汤（《圣济总录》）、卷柏猪肉汤（《圣济总录》）、黄药蛋（《唐本草》）、昆布夏枯草猪腱汤、冬瓜薏米水鸭汤等。

（三）瘀滞

1. 气滞

气滞可见胃纳减少，胃脘胀满疼痛、嗳气呃逆，胁痛易怒、乳房胀痛、痰多喘咳、大便秘结、舌色暗，脉弦等。肿瘤肿块阻塞气道，或肿瘤病久情志抑郁不舒者常表现出气滞。肿瘤食疗常用食材、药材有山楂、杏仁、白萝卜、柑橘、大蒜、生姜、陈皮、桂皮、丁香、桃仁、韭菜、黄酒、洋葱、银杏、柠檬、柚子等。常用肿瘤食疗方有柚子肉炖鸡（《太平圣惠方》）、茶叶鹌鹑皮蛋（《本草新编》）、橘皮粥（《粥谱》）、红花玫瑰炙羊心（《饮膳正要》）、木瓜汤（《饮膳正要》）、槟榔粥（《圣济总录》）等。现代食疗方有"陈皮鸭汤""萝卜鲫鱼汤"等。

2. 血瘀

血瘀可见疼痛如针刺，痛有定处而拒按，夜间加剧，面色黧黑，肌肤甲错，口唇爪甲紫暗，舌质紫暗，或见瘀斑瘀点，脉象细涩。肿瘤压迫血道形成瘀血，或生成癌栓，或化疗后血栓性静脉炎者常表现出血瘀。肿瘤食疗常用食材、药材有鹅血、桃仁、油菜、黑大豆、山楂、黑木耳、三七、鸡血藤、卷柏等。常用肿瘤食疗方有囫囵肉茄（《养小录》）、黑木耳细粉饮（《太和圣惠方》）、田七炖鸡（《太平圣惠方》）、桃仁粥（《饮膳正要》）、鹅血蘑菇汤（《本草从新》）、血藤猪肉汤（《本草纲目别录》）等。现代食疗方有"田七鸡汤""山药炒木耳"等。

（四）毒聚

1．热毒

热毒可见发热，口干，咽喉干燥，尿黄，便秘，烦躁，甚则神昏谵语，舌红，苔黄，脉数。肿瘤病久耗损阴津者，或放疗灼伤津液，或肿瘤组织坏死热毒内蕴者常见热毒。肿瘤食疗常用食材、药材有绿豆、苦瓜、冬瓜、蜗牛、马齿苋、龙葵、土茯苓、牛黄、石上柏、藤梨根、山豆根、栀子、败酱草、白花蛇舌草等。常用肿瘤食疗方有小蓟齿苋粥（《饮膳正要》）、石上柏汤（《饮膳正要》）、鹅血粥（《粥谱》）、鲫鱼山慈膏（《本草纲目》）、败酱草炖鸡蛋（《太平圣惠方》）等。现代食疗方有"苦瓜排骨黄豆汤""马齿苋粥"等。

2．阴毒

阴毒可见面目发青，四肢厥冷，咽喉疼痛，以及身痛、身重、背强、短气呕逆。肿瘤病久耗伤阳气，或冷疗伤阳，或素体阳虚并感受阴毒者常见阴毒。肿瘤食疗常用食材、药材有艾叶、花椒、小茴香、干姜、蜈蚣、蟾蜍、猴头菇等。常用肿瘤食疗方有蜈蚣蛋（《本草新编》）、蟾蜍玉米散（《随息居饮食谱》）、猴头菇酒（《圣济总录》）、蟾蜍黄酒（《本草纲目别录》）、胶艾汤（《三因极一病证方论》）等。现代食疗方有"上汤艾叶""猴头菇瘦肉汤"等。

食疗是肿瘤康复中不可忽视的一部分，通过对肿瘤患者准确地辨证论治，选择合适的食疗材料、食疗方，避免食入不利机体康复的食物，能够延长恶性肿瘤患者的生存时间，提高患者的生活质量。肿瘤患者因病程的缠绵容易产生厌服药物、抗拒治疗的心理，而食疗源于食物，兼顾到了色香味，适于长期坚持。制作食疗方的过程，也有利于患者自信心的建立利于患者家庭关系的和谐，利于患者得到社会认同感，利于患者心理问题的治疗。综上所述，中医食疗在恶性肿瘤的康复中的辨证施用值得推广。

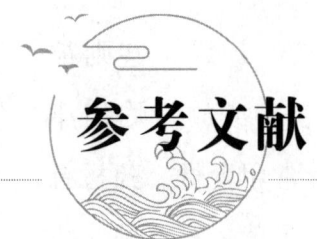

参考文献

[1] 梁剑波，孙晓生. 可口良药[N]. 粤港信息报，1990-11-26.

[2] 孙晓生. 孙晓生中医养生文丛：第一辑[M]. 北京：中国中医药出版社，2014.

[3] 孙晓生. 孙晓生中医养生文丛：第二辑[M]. 北京：中国中医药出版社，2015.

[4] 马烈光. 中医养生学[M]. 北京：中国中医药出版社，2012.

[5] 郑亮，金荣疆. 中医养生方法学[M]. 北京：人民卫生出版社，2019.

[6] 周俭. 中医营养学[M]. 北京：中国中医药出版社，2012.

[7] 施洪飞，方泓. 中医食疗学[M]. 北京：中国中医药出版社，2021.

[8] 国家卫生健康委办公厅. 国家卫生健康委办公厅关于印发成人高脂血症食养指南（2023年版）等4项食养指南的通知[EB/OL].（2023-01-12）[2024-03-01].http://www.nhc.gov.cn/sps/s7887k/202301/0e55a01df50c47d9a4a43db026e3afc3.shtml.

[9] 国家卫生健康委办公厅. 国家卫生健康委办公厅关于印发成人高尿酸血症与痛风食养指南（2024年版）等4项食养指南的通知[EB/OL].（2024-02-07）[2024-03-01].http://www.nhc.gov.cn/sps/s7887k/202402/4a82f053aa78459bb88e35f812d184c3.shtml.